· 四川大学精品立项教材 ·

口腔微生物学实验指导

KOUQIANG WEISHENGWUXUE SHIYAN ZHIDAO

主　　编　李雨庆
副 主 编　李明云　郭　强
主　　审　肖丽英
编写人员（以姓氏笔画为序）：

王　艳	王素苹	冯　云	朱　砾
任　彪	刘诗雨	刘程程	李雨庆
李明云	李　燕	何金枝	邱　伟
张辰紫	张朝良	陆峻君	陈　娇
周　媛	郑　欣	郭　强	高　远
徐　欣	黄睿洁	章可可	彭　显
董佳佳	程兴群	程　磊	

四川大学出版社

特约编辑:龚娇梅
责任编辑:王天舒
责任校对:周 艳
封面设计:墨创文化
责任印制:王 炜

图书在版编目(CIP)数据

口腔微生物学实验指导 / 李雨庆主编. —成都:
四川大学出版社,2016.9
ISBN 978-7-5614-9940-5

Ⅰ.①口… Ⅱ.①李… Ⅲ.①口腔科学-微生物学-
实验 Ⅳ.①R780.2-33

中国版本图书馆 CIP 数据核字(2016)第 235833 号

书 名	口腔微生物学实验指导	

主 编	李雨庆
出 版	四川大学出版社
地 址	成都市一环路南一段 24 号 (610065)
发 行	四川大学出版社
书 号	ISBN 978-7-5614-9940-5
印 刷	郫县犀浦印刷厂
成品尺寸	185 mm×260 mm
印 张	7.25
字 数	178 千字
版 次	2016 年 11 月第 1 版
印 次	2016 年 11 月第 1 次印刷
定 价	20.00 元

◆读者邮购本书,请与本社发行科联系。
电话:(028)85408408/(028)85401670/
(028)85408023 邮政编码:610065
◆本社图书如有印装质量问题,请
寄回出版社调换。
◆网址:http://www.scupress.net

版权所有◆侵权必究

前　言

口腔微生物学是现代口腔医学中的一门重要基础学科。近年来，随着分子生物学、微生态学和系统生物学等学科的迅猛发展，口腔微生物学已由以分离培养为主的传统微生物学学科转变成为一门多学科交叉、从多角度开展研究的现代口腔微生物学学科。口腔微生物学实验课程是沟通口腔基础医学与口腔临床相关学科的桥梁，通过本课程的学习，将为今后从事口腔医学相关领域的医疗、教学和研究工作奠定基础。学生在本课程的实践过程中不仅能够验证在课堂上学习到的口腔微生物学基本理论知识，掌握基本的和常用的口腔微生物学实验技术，还能够锻炼动手、动脑、自主设计微生物学实验的能力。然而，目前国内的同类实验指导教材主要集中于普通微生物学、病原生物学或医学微生物学与免疫学领域，尚缺少专门的用于口腔微生物学实验的教学指导用书。

本实验指导教材的内容可分为微生物实验室安全概述、口腔微生物学技术、生物化学技术和分子生物学技术等四大部分。其中，微生物实验室安全部分包括微生物实验室生物安全、危险化学品安全、危险废弃物处置、用电安全及消防事故处理等内容；微生物学部分包括常用的微生物染色技术、显微镜技术、口腔微生物标本的采集、口腔致病菌的分离鉴定、菌种的保存和复苏、微生物代谢产物检测、微生物的药物敏感实验以及常用口腔微生物培养基的配制等内容；生物化学技术部分主要包括口腔微生物的快速生化鉴定，唾液中钙、磷浓度的测定等内容；分子生物学技术部分包括生物大分子的提取、口腔微生物的分子生物学鉴定技术和电泳技术等内容。

在本教材的编写过程中，得到了多位老师和同学的帮助和支持，在此我们对各位老师和同学的付出表示诚挚的感谢。虽然我们竭尽全力，但是本书在内容和编排上难免还存在不足之处，敬请读者能够给予指正。

口腔疾病研究国家重点实验室

编　者

2016 年 5 月

目　录

第一章 微生物实验室安全概述

第一节 微生物实验室生物安全

一、安全制度

（1）进入实验室前必须进行微生物实验基本操作规程及安全培训，熟悉实验室各项规章制度，树立牢固的无菌操作观念。

（2）进入实验室必须穿工作服，进入无菌室应换洁净的无菌衣、帽、鞋，戴好口罩，洗净双手，并用0.1%新洁尔灭溶液或75%乙醇擦拭干净。

（3）进入实验室的所有人员要爱护室内公共卫生，无菌室（培养室）必须保持洁净，实验室内禁止饮食、吸烟，谨防经口感染病原体。

（4）微生物实验中坚持无菌操作，既要防止临床标本及纯培养物被污染，还要防止临床标本或纯培养中的病原微生物感染人体或污染环境。

（5）实验完毕，即时清理现场和实验用具，对染菌、带毒物品进行灭菌消毒处理。用过的吸管、滴管、试管、玻片等带菌器材，应放在指定的地方或含消毒液的容器内，不得放在桌面上或水池内，亦不得将带菌液体倒入水槽。

（6）工作完毕，双手用肥皂水清洗干净，必要时可用新洁尔灭、0.2%过氧乙酸泡手，然后用水冲洗。工作服应经常清洗，保持整洁，必要时行高压消毒处理。

（7）未经许可，不得将实验用品带走，不得擅自外借、转让或从实验室带走菌种。不得私自将非实验室人员带入实验室。

二、紧急情况处置

实验过程中若不慎将传染性标本污染桌面、手及其他物品，应立即报告老师紧急处理，不得擅自处理。若发生严重的病原性微生物源污染突发事件，必须在第一时间隔离、封锁事故现场，或进行消毒，严防交叉传染，并立即通知防疫站和上级卫生、环保主管部门进行专门处置；受污染侵害的人员应立即送医疗救护部门进行急救治疗。

常见生物安全紧急情况处理方式如下：

（1）吸入病菌菌液：应立即吐出，用1：1000高锰酸钾溶液漱口，菌液加入消毒液消毒；根据菌类不同，必要时需服药预防。

（2）细菌污染衣物：应立即脱下，放入3%来苏尔或3%氯胺液内浸泡半小时，或将受污染衣物仔细包好，经高压蒸汽消毒后清洗。

（3）菌液污染桌面：如发生菌液、病原体溅出容器外，应立即倾倒适量 2‰～3‰ 来苏尔或 0.5‰84 消毒液于污染处，浸泡半小时后抹去。

（4）若手上沾有活菌，应浸泡于上述消毒液 10～20 分钟后，再以肥皂水洗净。

第二节　实验室危险化学品安全

一、安全制度

（1）建立健全危险化学品安全管理制度。对危险化学品做到专室专柜储存，并指定专人妥善保管；建立危险化学品管理台账制度，对危险化学品的购置、领取、使用、储存、销毁进行登记备案，要有可靠的安全防范措施；严格控制领用量，一般以一次使用为限，每次领用不得超过限量。

（2）实验室内所有危险化学品应摆放整齐，容器表面应标明每个药品的危害性质和风险性，定期进行安全检查，定期盘存余量，保证标签清晰。

（3）危险化学品在存放时应在近地面处储存，以减小掉下的危险，可燃或易燃试剂及强腐蚀性试剂存放时应选择专用的危险化学品安全储存柜分开存放，严禁将氧化剂与易燃（可燃）试剂存放在一起。易燃易爆液体试剂在分装时应有明确标记，工作储备量应控制在最低限度。

（5）所有挥发性危险化学品的操作都必须在化学通风橱中进行。在使用腐蚀性物品场所的工作人员，应该穿戴围裙、手套和其他个人防护装备，做好个人防护，避免污染环境，保证个人实验安全。

（6）易燃、可燃性液体如需要在冰箱内存放，该冰箱的设计必须符合避免产生蒸汽燃烧的要求。实验室所有的冰箱门都应标明可否用于存放易燃、可燃性液体。

二、紧急情况处置

1. 化学品强腐蚀灼伤、烧伤

（1）酸烧伤：先以大量清水冲洗局部，再以 3‰～5‰ 碳酸氢钠或氢氧化铵溶液洗涤中和，然后用清水冲洗，涂擦烫伤油膏，送医院救治。

（2）碱烧伤：先以大量清水冲洗局部，再以 5‰ 醋酸或 1‰～2‰ 硼酸溶液洗涤中和，然后用清水冲洗，涂擦烫伤油膏，送医院救治。

（3）溴烧伤：用大量清水冲洗局部后，用酒精擦洗至无溴液，然后涂擦鱼肝油软膏，送医院救治。

（4）眼部烧伤：一旦腐蚀性药品或灼热溶剂及药物溅入眼睛，应立即用大量清水冲洗局部，并及时送医院诊治。

2. 化学品（气体、液体、固体）引发的中毒

应将中毒者从中毒现场转移至通风清洁处，采用催吐等急救方法帮助中毒者清除体内毒物，拨打"120"急救电话，等待医务人员治疗。也可通过排风、用水稀释等手段减轻或消除环境中有毒物质的浓度，保护好现场。

3. 化学危险气体泄漏及爆炸

应立即将人员撤离现场至安全地带，切断事故现场电源，关闭阀门，并转移危险物品，同时拨打"119"火警电话，根据情况采取适当补救措施。

第三节　实验室危险废弃物处置

一、实验室废弃物处置的基本要求

（1）严格实验室废弃物处理程序，对实验室内所用的生物性或化学性材料的废弃和安全处置应有明确的书面程序，从而将操纵、收集、运输、处理及处置废弃物的危险减至最低，将其对环境的危害作用降至最低。

（2）危险废弃物在进行最终处置之前，应放置在指定的堆放场所，置于适当密封且防漏的容器中，对已装满的容器应定期统一处置。严禁将腐蚀物或有毒有害物质倒进水槽及排水管道。

（3）实验室应指定专人在培训后使用适当的个人防护装备和设备处理实验室有害生物或化学废弃物。

二、生物废弃物处置

（1）所有不再需要的生物样本、培养物和其他生物性材料应弃置于专门设计的、专用的、带有标记的、用于处置危险废弃物的容器内。生物废弃物容器的盛装量不能超过其设计容量。

（2）所有弃置的实验室生物样本、培养物和被污染的废弃物在从实验室取走之前，应使其达到生物学安全标准。

（3）生物学安全可通过采用高压消毒处理或其他被承认的技术达到。

三、化学废弃物处置

（1）所有废弃化学物品都应按危险废弃物处理，除非能够确定它们的性质。清洁溢出有害物质的所用材料，包括吸附物和中和物，都被认为是有害废弃物。

（2）处置前，化学废弃物应放置在密闭、有盖的容器中暂时储存。

（3）化学废弃物的包装上应有标签，标签上应注明物品日期、来源、成分、物理性质（气体、液体等）、体积、危险性（易燃、易爆、毒性或腐蚀性）等信息。

四、其他废弃物处置

利器（包括针头、小刀、金属和玻璃等）应直接弃置于耐扎容器内。

第四节　实验室用电安全及消防事故处理

一、实验室用电安全的基本要求

（1）用电安全的基本要素：电气绝缘良好、保证安全距离，线路和插座容量与设备功率相适宜，不使用三无产品。

（2）定期进行安全用电检查并建立档案记录，特别留意电插座的接地和极性、电缆的完整性，对电线老化等隐患要及时排除。

（3）实验室内设备及线路的使用必须严格按照安全用电规程和设备的要求，不许乱接、乱拉电线，墙上电源未经允许，不得拆装、改线。在实验室同时使用多种设备时，其总用电量和分线用电量均应小于设计容量。连接在接线板上的用电总负荷不能超过接线板的最大容量。

（4）不得使用闸刀开关、木质配电板和花线，应使用空气开关并配备必要的漏电保护器，仪器设备须接地良好。

（5）接线板不能直接放在地面上，不能多个接线板串联。电源插座需固定，不使用损坏的电源插座。空调应有专门的插座。

（6）配电箱、开关、变压器等各种电气设备附近不得堆放易燃、易爆、潮湿和其他影响操作的物件。

二、实验室用电防火的注意事项

（1）实验前先检查用电设备，再接通电源；实验结束后，先关闭仪器设备，再关闭电源。

（2）电炉、烘箱等用电设备在使用中，使用人员不得离开。工作人员离开实验室或遇突然断电，应关闭电源，尤其要关闭加热电器的电源开关。

（3）不得将供电线任意放在通道上，以免因绝缘破损造成短路。

（4）建立安全值日制度，实验室的电源总闸每天离开时要关闭。

（5）应定期对重点防火部位、易燃易爆化学品使用情况进行检查，及时消除隐患，并定期进行火灾及相关紧急事件处置的培训和演练。

（6）实验室内禁止吸烟，不得使用明火取暖，禁止使用电热水壶、热得快。电脑、空调、饮水机不得在无人情况下开机过夜。

（7）安全使用酒精灯，不可互相点燃，以防发生意外。不能在酒精灯燃烧状态下添加酒精。酒精灯中的酒精量不能超过总容量的2/3。

（8）禁止用冰箱储存易燃液体。如果确实需要，应存放在专门的防爆冰箱内，冰箱应远离火源。

三、实验室消防事故处理的紧急措施

（1）防止火势蔓延，首先切断电源，熄灭所有加热设备。快速移走附近的可燃物，关闭通风装置，减少空气流通。

（2）立即扑灭火焰，设法隔断空气，使温度下降到可燃物的着火点以下。如果可能，立即使用便携式灭火器灭火。

（3）按照上级消防部门的规定配备、摆放灭火器，并根据要求对灭火器进行定期检查维修。Ⅰ类灭火器适用于固体可燃物（如纸、木材、塑料）引起的火灾，该类灭火器多数为消防水栓；Ⅱ类灭火器适用于汽油和有机溶剂引起的火灾或电气设备及精密仪器等着火的情况，该类灭火器的成分多数为二氧化碳或化学干粉，如碳酸氢钠；Ⅲ类灭火器适用于不能用水灭火的着火物，应用沙土隔绝空气灭火，保持着火物的干燥。

（4）如果不能及时控制火情，应将房间里的所有人员撤离，把所有通向火场的门关紧，并用湿毛巾或床单堵住门缝，以阻止火势蔓延。

四、实验室消防事故处理的注意事项

（1）用水灭火注意事项：能与水发生猛烈作用的物质失火时，不能用水灭火，如金属钠、电石、浓硫酸、五氧化二磷、过氧化物等，对于小面积范围的燃烧可用防火沙覆盖；比水轻、不溶于水的易燃与可燃液体，如石油、烃类化合物和苯类等芳香族化合物失火燃烧时，禁止用水扑灭；溶于水或稍溶于水的易燃物与可燃液体，如醇类、酯类、酮类等失火时，如数量不多可用雾状水、化学泡沫、皂化泡沫等扑灭；不溶于水、密度大于水的易燃与可燃液体如二硫化碳等引起的火灾，可用水扑灭，因为水能浮在液面上将空气隔绝。

（2）电气设备及电线着火时，首先用干粉灭火器灭火，电源切断后才能用水扑救。严禁在未切断电源前用水或泡沫灭火剂扑救。

（3）若敞口的器皿中发生燃烧，应尽快切断热源，设法盖住器皿口，隔绝空气，使火熄灭。扑灭产生有毒蒸气的火情时，要特别注意防毒。

（4）灭火器的维护：灭火器要定期检查，并按规定更换药液；使用前须检查喷嘴是否畅通，如有阻塞，应用铁丝疏通后再使用，以免发生爆炸；使用后应彻底清洗，并更换损害的零件；灭火器一定要固定放在明显的位置，不得任意移动。

第二章　口腔微生物的分离技术

实验一　暗视野显微镜的使用

一、实验目的

（1）了解暗视野显微镜的基本工作原理及用途。

（2）学习并掌握使用暗视野显微镜观察微生物样品的基本技术。

二、实验内容

（1）掌握暗视野显微镜的使用。

（2）暗视野下龈下菌斑的形态观察。

三、实验原理

生活细菌在明视野下观察是透明的，不易看清。暗视野显微镜的原理与来自缝隙的一束强光通过暗室时，可清楚地看到其中细微灰尘的现象是一样的，即给样品的光不直接穿过物镜，而是由样品上反射或折射的光进入物镜，那么，在漆黑的视野中，由于反差增大，样品能够被看得更清楚。应用暗视野法可以在黑暗的视野中看到光亮的菌体，故在观察生活细菌及细菌运动时常采用此法。

暗视野显微镜的构造主要采用一种特殊的聚光器，聚光器的下方中央为圆形黑盘所遮盖，光仅由其周缘进入，汇聚于载玻片上，并斜照物体，物体经斜射照明后发出反射光可进入物镜，这样，就形成了显微镜视野黑暗而其中的物体明亮的现象。在无暗视野显微镜时，只需将明视野显微镜上的聚光器取下，换上暗视野聚光器即可；也可在明视野显微镜聚光器下面的滤光镜支架上放一片星形挡板，构成暗视野，这种方法适用于低倍镜下细菌的观察。

在暗视野中，由于有些活细胞的表面比死细胞明亮，所以暗视野也被用来区分死、活细胞。此技术现已被用于各种酵母菌死、活细胞的鉴别。此外，暗视野显微镜对于观察娇弱的微生物，如梅毒密螺旋体特别有用。

Listgarten 首先将暗视野显微镜应用于牙周炎龈下菌斑细菌的检查。

四、实验材料

龈上菌斑、龈下菌斑、唾液及其他口腔临床标本；暗视野显微镜，载玻片，盖玻片，含1％明胶的生理盐水（0.9％氯化钠溶液）。

五、实验方法

（1）将采集到的标本置于一洁净的载玻片上，加适量的含有1％明胶的生理盐水混匀后加上盖玻片轻轻地挤压以排出多余的液体。

（2）将制好的涂片立即置于暗视野显微镜下检查，计数200个细菌，按照Listgarten分类标准进行分类（螺旋体、可动菌、球菌和其他细菌）。

六、注意事项

（1）在暗视野下观察时，聚光镜与载玻片之间滴加的香柏油要充满，否则照明光线于聚光镜上面进行全面反射，达不到被检物体，从而不能得到暗视野照明。

（2）在进行暗视野观察标本前，一定要进行聚光镜的中心调节和调焦，使焦点与被检物体一致。

（3）由于暗视野聚光镜的数值孔径都较大，焦距短，因此，过厚被检物体无法被调节至聚光镜焦点处。一般载玻片厚1.0 mm左右，盖玻片厚度宜在0.16 mm以下，同时载玻片、盖玻片应保持清洁，无油脂及划痕，否则将严重影响最终的成像质量。

七、实验报告

报告各种类型细菌所占百分比。

八、思考题

（1）观察活细胞的个体形态，用显微镜的明视野好还是暗视野好？
（2）暗视野观察时，对所用的载玻片、盖玻片有何要求？为什么？
（3）暗视野显微镜的临床意义和应用范围？

实验二　刚果红负性染色技术

一、实验目的

(1) 掌握牙菌斑标本的采集技术。

(2) 掌握刚果红负性染色技术的原理、操作步骤、结果观察及意义。

(3) 熟悉龈上菌斑中常见细菌的形态和 Listgarten 分类标准。

二、实验内容

(1) 菌斑标本的采集。

(2) 细菌涂片的制备、染色。

(3) 染色细菌的观察。

三、实验原理

刚果红（CR）能与培养基中的纤维素发生反应形成红色复合物，但不和纤维二糖、葡萄糖发生这种反应。当纤维素被纤维素酶分解后，红色的刚果红－纤维素复合物无法形成。培养基中表现为以纤维素分解菌为中心的透明圈，可以通过是否产生透明圈来筛选纤维素分解菌。

四、实验材料

唾液、牙菌斑生物膜或者其他口腔分泌物；刚果红，培养基，平板等。

五、实验方法

取 1 g 刚果红粉末与 50 ml 蒸馏水配制成 2%染色液。在玻片一端滴 1 滴刚果红溶液，取龈上菌斑或其他临床样本与其混合并且推成薄片，使其自然干燥。将上述刚果红涂片放置于浓盐酸蒸气上（瓶口）熏，当涂片呈现蓝色时，即可取出在油镜下观察。

六、实验结果

镜下可以见涂片呈现蓝色的背景，菌细胞不着色呈现光亮的白色，形态清晰。在涂片上选择涂布均匀的视野计数 200 个菌细胞，按照 Listgarten 分类标准报告各类细菌的百分比。

七、注意事项

(1) 染色操作中，用浓盐酸熏蒸涂片时要小心。

(2) 该法不能检测细菌的活动性，但染色涂片可长期保存。

八、实验报告

龈上菌斑涂片刚果红负性染色结果图及 Listgarten 分类。

九、思考题

（1）刚果红负性染色技术有何优点？菌斑采集时应注意什么？

（2）刚果红负性染色技术的临床意义及应用范围分别是什么？

实验三　真菌涂片技术

一、实验目的

（1）掌握常见口腔真菌涂片技术的标本制作及形态观察。
（2）掌握口腔真菌涂片技术的原理、操作步骤、结果观察及意义。

二、实验内容

（1）常见口腔真菌涂片标本的制作。
（2）常见口腔真菌的形态观察。

三、实验原理

用显微镜直接检查标本中有无菌丝及孢子的存在，对皮肤丝状菌的感染可作初步诊断。本法具有简单、迅速、易行的特点。

四、实验材料

（1）真菌标本（口腔黏膜的白膜）。
（2）试剂：生理盐水。
（3）接种环、酒精灯、载玻片、显微镜、香柏油及擦镜纸等。

五、实验方法

（1）用经火焰消毒的镊子或钝性小刀，取适量标本置于载玻片上。
（2）滴加一滴生理盐水，盖上盖玻片，在酒精灯上稍微加热，待标本溶解，轻轻加压盖玻片使标本透明即可镜检。
（3）将制作好的涂片置于显微镜下检查，先用低倍镜检查，然后再用高倍镜证实。

六、实验结果

镜下见假丝酵母菌染色呈革兰阳性，呈大的圆形或者卵圆形，芽生孢子的直径为 $3\sim6~\mu m$，也可以见到着色不均匀的菌丝及厚膜孢子。

七、注意事项

放置盖玻片时应先倾斜 $45°$ 再慢慢盖上，载玻片和盖玻片之间不能产生气泡。

八、实验报告

对镜下发现的菌丝或孢子或芽生孢子的基本形态结构进行绘图。

九、思考题

（1）制备一张好的真菌涂片应注意些什么？

（2）镜检阳性可否确定真菌感染的存在？镜检阴性是否一定没有真菌感染？临床上还需不需要做进一步的真菌培养？

（3）真菌直接涂片检查的临床意义是什么？

实验四 口腔菌斑、唾液及黏膜标本的采集和运送

一、实验目的

（1）掌握口腔菌斑、唾液及黏膜标本采集和运送的意义。

（2）掌握标本采集和运送的原则、操作步骤。

二、实验内容

（1）口腔菌斑、唾液及黏膜标本的采集方法。

（2）口腔菌斑、唾液及黏膜标本的运送方法。

三、实验原则

（1）无菌操作。

（2）冰上保存，尽快运送。

四、实验材料

（1）口腔菌斑标本采集材料：消毒的 Eppendorf（EP）管，菌斑采集工具（消毒的探针或一次性接种环或牙签）。

（2）唾液标本采集材料：消毒的 EP 管或离心管。

（3）黏膜标本采集材料：消毒的 EP 管，黏膜标本采集工具（消毒的棉签、牙签或粘接棒）。

（4）PBS、冰盒、冰等。

五、实验方法

（1）实验前准备：提前打开制冰机，准备好冰并将其放入冰盒中；在准备采集口腔菌斑和黏膜标本的 EP 管中加入 500 μl PBS。

（2）口腔菌斑采集：使用菌斑采集工具在目标牙面上刮下菌斑，并转移至 EP 管中。若无特殊说明，应采集口腔四个区第一、第二磨牙颊面的菌斑并将之混合。

（3）唾液采集：若无特殊说明，一般采集非刺激性唾液。嘱患者将舌尖抬高靠于硬腭处，头微低，使唾液在口底汇集，缓慢流入放在下嘴唇处的管中。根据实验的需要来决定唾液的采集量，一般为 1~5 ml。

（4）黏膜标本采集：使用黏膜标本采集工具在颊黏膜上反复刮约 5 秒，后将黏膜标本转移至 EP 管中。重复以上步骤 4~5 次。

（5）标本的运送：标本采集后需放在冰上保存，运送时标本也应一直置于冰上。样本采集后需要在 30~120 分钟内转移至 −20℃ 冰箱（短期保存）或 −80℃ 冰箱（长期保存）。

六、注意事项

（1）被采集人员在被采集前 2 小时内应禁食禁饮。

（2）取黏膜标本时注意采集工具柄的长轴尽量与黏膜表面平行，上下刮动，以防刮破黏膜造成疼痛甚至出血。

（3）如果有条件，可以使用三用枪吹干颊黏膜，以减少唾液对黏膜标本的干扰。

七、思考题

（1）在实验过程中应采取哪些措施以防标本被污染？

（2）尽快运送的目的是什么？细菌、蛋白质、DNA、RNA 中，谁最容易被破坏？

实验五 口腔标本的分散、稀释与培养

一、实验目的

（1）掌握常规口腔临床标本中细菌的分散与稀释方法。

（2）掌握常规口腔临床标本中细菌的培养方法。

（3）了解常规分散、稀释与培养的局限性。

二、实验内容

（1）常规口腔临床标本中细菌的分散与稀释方法。

（2）常规口腔临床标本中细菌的培养方法。

三、实验材料

（1）分散与稀释：EP 管、PBS。

（2）培养：细菌培养平板、孵箱。

（3）移液器、无菌吸头、酒精灯、涂布棒等。

四、实验方法

1. 常规口腔临床标本中细菌的分散与稀释方法

（1）唾液标本、颊黏膜标本的分散与稀释：由于唾液中细菌的数量差异可能比较大，一般可以做 $1:10^4 \sim 1:10^6$ 倍的稀释；如果使用选择性培养基，菌液浓度可以稍大，稀释倍数低一些。一次性稀释的倍数控制在 $1:100$ 以内，以防菌液混合不均匀。操作均应在超净台内。做 $1:100$ 倍稀释时，先在 EP 管 1 号内加 990 μl 的 PBS，然后振荡原始的唾液 5 秒，再使用移液器转 10 μl 的唾液入 EP 管 1 号。若需要再做 $1:100$ 的稀释，在 EP 管 2 号内加 990 μl 的 PBS，然后振荡 EP 管 1 号 30 秒以保证混匀后，使用移液器转 EP 管 1 号中 10 μl 样本至 EP 管 2 号。若做 $1:10$ 的稀释，则将 100 μl 的原液加入盛有 900 μl PBS 的 EP 管中。

（2）菌斑标本的分散与稀释：菌斑标本在稀释前，应使用移液器反复吹打菌斑标本，或使用超声分散（具体可以参考《实用口腔微生物学与技术》第 297 页），使之分散并均匀悬浊于 PBS，再进行稀释。具体稀释方法参见唾液标本、颊黏膜标本的分散与稀释。

2. 口腔临床标本中细菌的培养方法

将 20 μl 稀释后的标本滴于细菌培养平板的中央，把浸泡在 75％乙醇溶液中的涂布棒放在酒精灯火焰上轻烤，待酒精完全挥发后，冷却，再用其轻推培养平板上的标本，使标本均匀分布于平板上。平板需平放 5～10 分钟，使标本溶液完全被琼脂吸收后，倒置，再放入培养箱中培养 48 小时。

五、注意事项

（1）常规分散、稀释与培养的局限性：利用常规方法，口腔内可以分离培养的细菌种类仅占全部种类的 10%~30%，即有大部分的细菌不能通过此方法培养出来。

（2）选择性琼脂平板：部分选择性培养平板的配方可以参考《实用口腔微生物学与技术》第 298、299 页。最近报道的 Shi Media 可以培养较多的口腔分离的细菌，其配方如下：蛋白胨 10 g/L，酵母提取物 5 g/L，KCl 2.5 g/L，蔗糖 5 g/L，氯化血红素 5 mg/L，维生素 K 1 mg/L，尿素 0.06 g/L，精氨酸 0.174 g/L，type Ⅲ 黏蛋白 2.5 g/L，羊血 5%，N−乙酰胞壁酸 10 mg/L。

（3）在选择琼脂平板时，注意平板表面应该干燥无水，以便于菌液迅速被培养琼脂吸收。可以在标本接种前将琼脂放置于 37℃约 1 小时，使琼脂表面干燥。

六、思考题

（1）好的临床标本的分散、稀释应注意些什么？
（2）为什么常规方法可以分离培养的细菌种类较少？

实验六　唾液中钙浓度的测定（试剂盒法）

一、实验目的

（1）掌握唾液中钙浓度测定的基本原理和方法。

（2）掌握紫外分光光度计的使用方法。

二、实验内容

（1）收集口腔唾液。

（2）使用紫外分光光度计测定唾液中钙的浓度。

三、实验原理

唾液中钙离子在碱性溶液中与甲基香酚蓝（MTB）结合，生成蓝色络合物。该络合物在 610 nm 处有最大吸收峰，通过比色与同样处理的钙标准液进行比较，可计算出唾液中钙的浓度。

四、实验材料

（1）紫外分光光度计、振荡器、移液器、EP 管、离心机。

（2）钙测定试剂盒：MTB 试剂、碱性溶液、钙标准液（2.5 mmol/L）。

（3）唾液。

五、实验方法

1. 标本收集及处理

吐唾法收集非刺激性唾液约 0.5 ml，3000 r/min 离心 5 分钟，上清液备测。

2. 测定操作

（1）准备 3 组 EP 管，按表 2—1 中的顺序加入试剂。

表 2—1　唾液中钙浓度测定加入试剂的种类及体积

试剂	样品管（ml）	标准管（ml）	空白管（ml）
MTB 试剂	0.5	0.5	0.5
碱性溶液	1.0	1.0	1.0
唾液	0.02	—	—
钙标准液	—	0.02	—

试剂	样品管（ml）	标准管（ml）	空白管（ml）
去离子水	—	—	0.02
总体积	1.52	1.52	1.52

（2）各管在振荡器上混匀，室温静置5分钟，在紫外分光光度计中测定610 nm波长处吸光度。以空白管校正零点，读取各管吸光光度值（A），计算浓度。

3. 结果计算

按标准管法计算唾液中钙浓度（mmol/L），公式如下：

$$C_{唾液} = \frac{A_{样品} - A_{空白}}{A_{标准} - A_{空白}} \times C_{标准} \quad (2.5 \text{ mmol/L})$$

六、实验结果

在一定范围内，吸光光度值与唾液中钙浓度成正比。

七、注意事项

（1）为保证实验结果的可靠性，所用实验耗材均已经无菌处理。

（2）为提高实验结果的准确性，增加平行样本检测个数，减少误差。

（3）本实验所测结果为唾液中总钙浓度。

八、实验报告

唾液中钙浓度的测定。

九、思考题

（1）唾液中钙浓度与龋病的关系？

（2）测定唾液中钙浓度的方法有哪些？

实验七　唾液中磷浓度的测定（磷钼酸法）

一、实验目的

（1）掌握唾液中磷浓度测定的基本原理和方法。
（2）掌握紫外分光光度计的使用方法。

二、实验内容

（1）收集口腔唾液。
（2）使用紫外分光光度计测定唾液中磷的浓度。

三、实验原理

样本中无机磷与钼酸作用生成磷钼酸，后者被还原成钼蓝，在 660 nm 波长处有最大吸收峰，可采用比色法直接测定。在一定范围内，颜色深度与含量成正比。

四、实验材料

（1）紫外分光光度计、振荡器、移液器、EP 管、离心机。
（2）孔雀绿－钼酸溶液，磷标准液（1 mmol/L）。
（3）唾液。

五、实验方法

1. 标本收集及处理

吐唾法收集非刺激性唾液约 0.5 ml，3000 r/min 离心 5 分钟，上清液备测。

2. 测定操作

（1）准备 3 组 EP 管，按表 2－2 中的顺序加入试剂。

表 2－2　唾液中磷浓度测定加入试剂的种类及体积

试剂	样品管（ml）	标准管（ml）	空白管（ml）
唾液	0.02	—	—
磷标准液	—	0.02	—
去离子水	—	—	0.02
孔雀绿－钼酸溶液	1.0	1.0	1.0
总体积	1.02	1.02	1.02

（2）各管在振荡器上混匀，37 ℃静置 15 分钟，在紫外分光光度计中测定 660 nm

波长处吸光度，以空白管校正零点，读取各管吸光光度值（A），计算浓度。

3．结果计算

按标准管法计算唾液中磷浓度（mmol/L），公式如下：

$$C_{唾液} = \frac{A_{样品} - A_{空白}}{A_{标准} - A_{空白}} \times C_{标准} \quad (1 \text{ mmol/L})$$

六、实验结果

在一定范围内，吸光光度值与唾液中磷浓度成正比。

七、注意事项

（1）为保证实验结果的可靠性，所用实验耗材均已经无菌处理。
（2）为提高实验结果的准确性，增加平行样本检测个数，减少误差。
（3）本实验所测结果为唾液中总磷浓度。

八、实验报告

唾液中磷浓度的测定。

九、思考题

测定唾液中磷浓度的方法有哪些？

第三章　口腔微生物的鉴定技术

实验八　常见口腔细菌的革兰染色及油镜的使用

一、实验目的

（1）掌握常见口腔细菌的标本制作及形态观察。
（2）掌握细菌革兰染色法的原理、操作步骤、结果观察及意义。
（3）掌握显微镜的使用方法。

二、实验内容

（1）常见口腔细菌涂片标本的制作及革兰染色。
（2）常见口腔细菌的形态观察。

三、实验原理

革兰染色法由丹麦病理学家 Hans Christian Gram 于 1884 年创立，是细菌学中很重要的鉴别染色法。通过此法染色，可将细菌鉴别为革兰阳性菌（G^+）和革兰阴性菌（G^-）两大类。细菌的不同显色反应取决于细胞壁对乙醇的通透性和抗脱色能力，这主要是由肽聚糖层的厚度和结构决定的。经结晶紫染色的细胞用碘液处理后形成不溶性复合物，所以染色的前两步结果是一样的。G^- 菌的细胞壁中含有较多易被乙醇溶解的类脂质，而且肽聚糖层较薄、交联度低，用乙醇脱色时溶解了类脂质，增加了细胞壁的通透性，使被乙醇溶解的结晶紫和碘的复合物从细胞中渗漏出来，结果细菌就被脱色，再经番红复染后成红色。G^+ 菌的细胞壁中肽聚糖层厚、交联度高，类脂质含量少，乙醇能使厚的肽聚糖层脱水，导致孔隙变小，通透性降低，由于结晶紫和碘的复合物分子太大，不能通过细胞壁，故细菌细胞保持着紫色。红色染料虽然也能进入已染成紫色的 G^+ 菌，但被紫色盖没，红色显示不出来。

四、实验材料

（1）变异链球菌、牙龈卟啉单胞菌培养物。
（2）革兰染色液：结晶紫、卢戈碘液、乙醇、番红。
（3）接种环、酒精灯、载玻片、显微镜、香柏油及擦镜纸等。

五、实验方法

1. 涂片

左手持菌液试管，右手持接种环，从酒精灯外焰穿过，用接种环从试管培养液中取一环菌液，于载玻片中央涂成薄层（事先在背面做好标记圆圈）即可；或先滴一小滴无菌蒸馏水于载玻片中央，用接种环从斜面上挑出少许菌落，与载玻片上的水滴混合均匀，涂成一薄层。拔或塞试管塞时，应先将试管口通过火焰略加烧灼，再将接种环在火焰上烧灼灭菌。

2. 干燥

涂片后在室温下自然干燥，也可在酒精灯上略加温，使之迅速干燥，但勿靠近火焰。

3. 固定

常用高温进行固定。即手持载玻片一端，标本面朝上，在酒精灯火焰的外侧快速来回移动 3 或 4 次，共 3~4 秒。要求玻片温度不超过 60℃，以玻片背面触及手背皮肤不觉过烫为宜，放置待冷，染色。

4. 染色

（1）初染：加草酸铵结晶紫一滴，染色约 1 分钟，水洗。
（2）媒染：滴加碘液冲去残水，并覆盖约 1 分钟，水洗。
（3）脱色：将载玻片上的水甩净，并衬以白背景，用 95% 乙醇溶液滴洗至流出乙醇刚好不出现紫色时为止，20~30 秒，立即用水冲净。
（4）复染：用番红溶液染色 1~2 分钟，水洗。

5. 镜检

干燥后，置油镜观察。

六、实验结果

牙龈卟啉单胞菌呈红色（革兰氏阴性），细胞呈短杆状，分散排列。
变异链球菌呈紫色（革兰氏阳性），细胞呈椭球形，链状排列。

七、注意事项

（1）脱色时滴加乙醇至流出液为无色，立即进行水洗；番红复染由于时间较长，应在染液干燥前补加染液；镜检进行吸水操作时注意不要擦标本。
（2）以分散开的细菌的革兰染色反应为准，过于密集的细菌，常常呈假阳性。
（3）革兰染色的关键在于严格掌握乙醇脱色程度，如脱色过度，则阳性菌可被误染为阴性菌；而脱色不够时，阴性菌可被误染为阳性菌。此外，菌龄也影响染色结果，如阳性菌培养时间过长或已死亡及部分细菌自行溶解了，通常呈阴性反应。

八、实验报告

革兰染色结果及细菌基本形态结构绘图。

九、思考题

（1）制备一张好的细菌涂片应注意些什么？

（2）如果革兰阳性菌染色后呈阴性反应，可能有哪些原因？

（3）革兰染色有何临床意义？

实验九　口腔细菌生物膜的培养及结晶紫染色

一、实验目的

（1）掌握常见口腔细菌生物膜的培养技术。
（2）掌握细菌生物膜结晶紫染色的原理、操作步骤、结果测定及意义。
（3）掌握紫外分光光度计的使用方法。

二、实验内容

（1）常见口腔细菌生物膜的培养操作。
（2）常见口腔细菌生物膜结晶紫染色及紫外分光光度计测定。

三、实验原理

结晶紫能够将细菌的生物膜染成紫色，而乙醇能够使厚的生物膜结构脱水，导致染到生物膜上的结晶紫被竞争下来。通过检测被乙醇复吸后的溶液在 595 nm 波长处的吸光光度值，即可对生物膜进行定量分析。

四、实验材料

（1）以变异链球菌为例。
（2）培养基：BHI（牛心脑浸液）液体培养基加 1‰蔗糖（BHIS）。染色所需溶液：甲醇、0.01％结晶紫染液、95％乙醇溶液、蒸馏水。
（3）24 孔板、移液器及配套吸头、紫外分光光度计等。

五、实验方法

1. 生物膜培养

将过夜复苏培养的变异链球菌用 BHIS 稀释至 10^6 CFU/ml，然后加入 24 孔板，每孔 2 ml 菌液。37℃兼性厌氧培养 24 小时，使其形成生物膜。

2. 生物膜结晶紫染色

（1）甲醇固定：用移液器吸走 24 孔板中的培养液，用无菌蒸馏水漂洗生物膜表面物质（动作轻柔）后，每孔加入 1 ml 甲醇，固定 15 分钟。吸走甲醇，37℃烘干孔板。
（2）结晶紫染色：每孔加入 1 ml 结晶紫染液，室温静置 5 分钟，吸走多余结晶紫染液；无菌蒸馏水漂洗生物膜表面（动作轻柔）2 次。
（3）乙醇复吸：每孔加入 1 ml 95％乙醇溶液，放置于摇床中，约 100 r/min，30 分钟。将乙醇原位复吸至另一 24 孔板中。

3. 紫外分光光度计测吸光光度值

将含有乙醇的 24 孔板置于紫外分光光度计中，选择 24 孔板模式，设定波长为 595 nm，测该波长下的吸光光度值。

六、实验结果

明显可见 24 孔板底部出现一层白色的厚度较均一的膜状物质，此即培养 24 小时后的变异链球菌的生物膜。

经结晶紫染色后，生物膜呈蓝紫色；乙醇复吸后溶液呈蓝紫色，不同的生物膜颜色对应的吸光光度值不同。

七、注意事项

（1）对于变异链球菌生物膜的培养，需要在培养基中额外添加 1% 蔗糖，使其形成生物膜。

（2）结晶紫染色后，用无菌蒸馏水漂洗生物膜表面时，应注意加液动作不宜过大，以免将生物膜冲散。

（3）乙醇复吸操作时，加乙醇动作要尽量轻柔，以免乙醇使生物膜脱水出现褶皱。

（4）使用紫外分光光度计测吸光光度值时，应注意调零（或者设置对照组），并注意所测吸光光度值对应的波长数是否正确。

八、实验报告

描述变异链球菌生物膜形态，对结晶紫染色后生物膜的吸光光度值结果进行分析。

九、思考题

（1）变异链球菌生物膜培养时培养基中为何要加入 1% 蔗糖？

（2）结晶紫染色测得吸光光度值没有明显差异的原因有哪些？

（3）细菌生物膜的形成与其耐药性有何关系？

实验十　芽胞染色技术

细菌芽胞染色主要有两种方法：革兰染色和苯酚复红液芽胞染色。革兰染色的芽胞为不着色的、折光性较强的圆形或卵圆形，位于细胞中央或两端（此处不再赘述）。本实验主要介绍苯酚复红液芽胞染色技术。

一、实验目的

（1）掌握苯酚复红液染色的原理。

（2）掌握细菌芽胞苯酚复红液染色的操作步骤、结果观察及意义。

二、实验内容

常见口腔细菌芽胞染色及形态观察。

三、实验原理

芽胞是特殊性质的细菌，是某些细菌在其生长发育后期，在细胞内形成的一个圆形或椭圆形的厚壁的含水量低的休眠体。芽胞染色技术的原理在于芽胞折光性很强，用着色力强的苯酚复红液，在加热条件下染色，使染料不仅进入菌体也可进入芽胞内，进入菌体的染料经脱色液被脱色，而芽胞着色后则难以被脱色液脱色，再经碱性亚甲蓝液复染，芽胞仍保留红色，而菌体被染成蓝色，使芽胞和菌体更易于区分。

四、实验材料

（1）芽胞细菌培养物。

（2）碱性复红液、95％乙醇溶液、5％苯酚水溶液、亚甲蓝、氢氧化钾、无菌蒸馏水。

（3）酒精灯、载玻片、显微镜、香柏油及擦镜纸等。

五、实验方法

1. 染色液配制

（1）苯酚复红液：取碱性复红液 5~10 g 加入 100 ml 95％的乙醇溶液中，配制成碱性复红乙醇饱和液。取上述所配饱和液 10 ml 加入 5％的苯酚水溶液 90 ml，混合配制成苯酚复红液。

（2）碱性亚甲蓝液：取亚甲蓝 0.3 g 溶于 30 ml 95％乙醇溶液中配制成甲液；取 0.01 g 氢氧化钾溶于 100 ml 无菌蒸馏水中配制成乙液。将甲液和乙液混合均匀即为碱性亚甲蓝液。

（3）脱色液：95％乙醇溶液。

2. 制片

按常规方法用生理盐水制作芽胞细菌涂片（具体参照实验常见口腔细菌的革兰染色及油镜的使用），将涂片置于37℃培养箱使其自然干燥后，再通过火焰（2~3秒）加热固定。

3. 芽胞染色

（1）初染：涂片上滴加苯酚复红液，使染液布满涂片，自然干燥，然后涂片靠近火焰加热并保持有蒸汽形成（勿煮沸烧干，必要时可再滴加染色液），维持3~5分钟，待冷却后用水冲洗掉苯酚复红染色液。

（2）脱色：将载玻片上的水甩净，用脱色液脱色1分钟左右，用水冲尽脱色液。

（3）复染：滴加碱性亚甲蓝液染色30秒，用水冲洗掉染液。

4. 镜检

待涂片干燥后，置油镜下观察。

六、实验结果

芽胞细菌的芽胞结构被染成红色，而细菌细胞结构被染成蓝色。

七、注意事项

（1）初染时，要先使细菌涂片自然干燥，再通过火焰加热固定。

（2）脱色时滴加95％乙醇溶液至流出液为无色后立即进行水洗，镜检时吸水注意不要擦及标本。

八、实验报告

苯酚复红液芽胞染色结果及芽胞基本形态结构绘图。

九、思考题

（1）显微镜下观察细菌细胞与芽胞不能明显区分的原因有哪些？

（2）芽胞细菌形成芽胞对自身生存有何意义？

实验十一　荚膜染色技术

细菌荚膜染色方法较多，此处我们主要介绍两种最常用的方法：赫斯（Hiss）硫酸铜荚膜染色和墨汁亚甲蓝染色。

一、实验目的

(1) 掌握赫斯硫酸铜荚膜染色和墨汁亚甲蓝染色的实验原理。
(2) 掌握两种荚膜染色技术的操作步骤、结果观察及意义。

二、实验内容

常见细菌荚膜染色及形态观察。

三、实验原理

荚膜是包围在细菌细胞外的一层黏液状或者胶质状物质，主要成分为多糖、糖蛋白或多肽等物质。由于荚膜与染料的亲和力弱、不易着色，且可溶于水，易在用水冲洗时被洗去，所以通常用衬托法染色，使菌体和背景着色，而荚膜不着色，在菌体周围形成一透明圈而被观察到。

四、实验材料

(1) 肺炎链球菌培养物。
(2) 结晶紫、乙醇、硫酸铜、绘图墨汁、亚甲蓝、氢氧化钾、无菌蒸馏水。
(3) 接种环、酒精灯、载玻片、显微镜、香柏油及擦镜纸等。

五、实验方法

1. 赫斯硫酸铜荚膜染色

(1) 染色液配制：取结晶紫 4~8 g 加入 100 ml 95% 乙醇溶液中，配制成结晶紫乙醇饱和液。取上述所配饱和液 5 ml 加入无菌蒸馏水 95 ml 混合配制成染色液。脱色液为 20% 硫酸铜溶液。

(2) 染色方法：按常规方法用生理盐水制作细菌涂片，加热固定后滴加适量结晶紫染色液，置于火焰上加热至产生蒸汽。然后用 20% 硫酸铜溶液冲洗掉玻片上的染色液，最后倾倒掉玻片上残留的 20% 硫酸铜溶液（切勿用水冲洗），待干，镜检。

2. 墨汁亚甲蓝染色

(1) 染色液包括绘图墨汁和碱性亚甲蓝液（配制方法参见苯酚复红芽胞染液中碱性亚甲蓝液的配制）。

（2）染色方法：在玻片上各滴一滴绘图墨汁和蒸馏水，混匀；用接种环挑取少量待检测细菌与上述溶液混合并推成薄片，置于 37 ℃培养箱自然干燥。向涂片滴加适量碱性亚甲蓝液，染色1～2分钟，用水冲洗掉碱性亚甲蓝液，待干，镜检。

六、实验结果

赫斯硫酸铜荚膜染色中细菌细胞与背景呈紫色，而周围的荚膜结构呈淡紫色或者无色透明圈。

墨汁亚甲蓝染色中细菌与背景细胞呈蓝色，细胞周围的荚膜结构呈无色透明圈。

七、注意事项

（1）赫斯硫酸铜荚膜染色时，切勿用水冲洗硫酸铜溶液。

（2）墨汁亚甲蓝染色中，不用生理盐水进行制片，而是用绘图墨汁和蒸馏水混合液。

八、实验报告

细菌荚膜染色结果及荚膜结构基本形态绘图。

九、思考题

（1）细菌荚膜具有哪些功能？

（2）荚膜与细菌的致病性有何关系？

实验十二　鞭毛染色技术

一、实验目的

（1）观察细菌是否有鞭毛，以及鞭毛的数量和位置，有助于细菌的鉴定。

（2）掌握鞭毛染色技术的实验原理、操作步骤、结果观察及意义。

二、实验内容

常见细菌鞭毛染色及形态观察。

三、实验原理

细菌的鞭毛极纤细，直径一般为 $0.1 \sim 0.2\ \mu m$，只有用电子显微镜才能观察到。但是，如采用特殊的染色法，则在普通光学显微镜下也能看到它。在鞭毛染色前先用媒染剂（钾明矾）处理，让其沉积在鞭毛上，使鞭毛直径加粗，再进行染色（碱性复红）。染色后，细菌菌体呈红色，鞭毛呈淡红色。

四、实验材料

（1）大肠埃希菌培养物。

（2）钾明矾、鞣酸、苯酚、碱性复红、乙醇、无菌蒸馏水。

（3）EP 管、接种环、酒精灯、载玻片、显微镜、香柏油及擦镜纸等。

五、实验方法

1. 染色液配制

（1）甲液：将 20％钾明矾水溶液（加热溶解）20 ml、20％鞣酸溶液（水浴加热溶解）20 ml 和 5％苯酚水溶液 50 ml 混合，即为甲液。

（2）乙液：碱性复红乙醇饱和液（制备方法参见实验八中革兰染色实验的相关内容）。

（3）染色液：甲液和乙液按照 9∶1 的体积比混匀后过滤，滤液于室温下静置 6～10 小时后即可使用（染色液保存时间为 1～2.5 个月）。

2. 鞭毛染色

（1）涂片：细菌培养 12～18 小时后，用火焰灼烧冷却后的接种环挑取固体培养基上的细菌少许，重悬于盛有无菌蒸馏水的 EP 管（1.5 ml）中。将 EP 管室温下静置约 30 分钟（或者 37℃ 静置 5 分钟），使 EP 管中菌体自行分散。用接种环取上述已分散的细菌菌液涂在载玻片上，轻轻水平晃动玻片，使菌液散开成薄的涂片。涂片置于 37℃

培养箱中干燥。

（2）染色：将甲液与乙液的混合染液滴在干燥的涂片上，染色1~2分钟后用水冲洗掉染液，待干后镜检。

六、实验结果

染色后，细菌菌体呈红色，而鞭毛呈淡红色。

七、注意事项

（1）鞭毛染色中对细菌要求比较严格，一般用培养12~18小时的幼龄、活力较好的细菌制片。

（2）鞭毛染色中，用水冲洗掉染液后，要使涂片自然干燥或在37℃干燥，切勿用火焰烘干。

八、实验报告

细菌鞭毛染色结果及镜下观察到的鞭毛结构基本形态绘图。

九、思考题

（1）细菌鞭毛染色对口腔细菌的鉴别有何重要意义？
（2）通过细菌的鞭毛特征可以将细菌分成哪几类？

实验十三 扫描隧道电子显微镜技术

一、实验目的

（1）了解扫描隧道电子显微镜（以下简称扫描电镜）的组成及工作原理。
（2）掌握扫描电镜样本制备的操作步骤、结果观察及意义。

二、实验内容

（1）常见口腔细菌生物膜培养方法。
（2）常见口腔细菌生物膜扫描电镜样本制备及观察。

三、实验原理

扫描电镜（Scanning Electron Microscope，SEM）是对样品表面形态进行测试的一种大型仪器，通过聚焦电子束在样品表面逐点扫描而成像。当具有一定能量的入射电子束轰击样品表面时，电子与元素的原子核及外层电子发生单次或多次弹性与非弹性碰撞，一些电子被反射出样品表面，而其余的电子则渗入样品中，逐渐失去其动能，最后停止运动，并被样品吸收。在此过程中，99％以上的入射电子能量转变成样品热能，而其余约1％的入射电子能量从样品中激发出各种信号。这些信号主要包括二次电子、背散射电子、吸收电子、透射电子、俄歇电子、电子电动势、阴极发光、X射线等。扫描电镜设备于样品表面按一定时间、空间顺序做栅网式扫描，然后通过上述信号得到讯息，从而对样品进行分析成像。

四、实验材料

（1）变异链球菌生物膜。
（2）无菌PBS、2.5％戊二醛、乙醇、无菌蒸馏水。
（3）接种环、酒精灯、24孔板、灭菌的圆形玻片、移液器及吸头等。

五、实验方法

1. 生物膜培养

首先，向24孔板每孔中加入一个灭菌的圆形玻片，然后将过夜复苏培养的变异链球菌用BHIS稀释至10^6 CFU/ml，加入24孔板，每孔2 ml菌液。37℃，兼性厌氧培养24～48小时，使细菌在圆形玻片表面形成生物膜（根据具体情况，选择适合的生物膜形成表面，例如玻片、羟基磷灰石片，唾液预处理1小时，孔板培养）。

2. 扫描电镜制样

（1）固定：用移液器吸走24孔板中的培养液，用无菌PBS漂洗生物膜表面物质

（动作轻柔）2 或 3 次后，向每孔中加入 1 ml 2.5％戊二醛，4 ℃静置 2～16 小时固定生物膜。

（2）漂洗：吸去戊二醛溶液后，用无菌 PBS 漂洗 2 次，每次 10 分钟。

（3）脱水：用不同浓度梯度（30％、40％、50％、60％、70％、80％、85％、90％、95％、100％）乙醇溶液对生物膜样本进行脱水，每个梯度脱水 15 分钟。

（4）观察或保存：将脱水后的生物膜样本浸泡在无水乙醇中，送样观察。如果不能及时送样，可于 4℃保存数天。

3. 镜检

将脱水后的生物膜玻片放入 100％乙酸正戊酯溶液中做置换处理 25 分钟，在二氧化碳临界点干燥仪中进行干燥，最后进行喷金处理，用扫描电镜观察。

六、实验结果

观察变异链球菌生物膜在不同倍率扫描电镜下的形态结构。

七、注意事项

（1）培养生物膜所用的圆形玻片必须进行灭菌处理，否则会引起杂菌污染。

（2）乙醇脱水的浓度梯度并非一成不变，可根据实验的实际情况选择不同浓度的乙醇溶液进行脱水操作。

（3）扫描电镜观察样本时，应随机选择每个样本的多个视野进行观察并采集图像进行分析。

八、实验报告

对扫描电镜下生物膜结构、形态的观察描述。

九、思考题

（1）扫描电镜主要有哪些优点和不足？
（2）扫描电镜的主要用途有哪些？

实验十四　透射电子显微镜技术

一、实验目的

（1）了解透射电子显微镜的组成及工作原理。
（2）掌握透射电子显微镜样本制备的操作步骤、结果观察及意义。

二、实验内容

常见口腔细菌透射电子显微镜样本的制备及观察。

三、实验原理

透射电子显微镜（Transmission Electron Microscope，TEM，以下简称透射电镜）是以波长极短的电子束作为照明源，利用电子的波动性来观察固体材料内部的各种缺陷和原子结构的仪器。它基本模拟了光学显微镜的光路设计，可将其简单化地看成放大倍率高得多的成像仪器。一般光学显微镜放大倍数在数十倍到数百倍，特殊时可达数千倍。而透射电镜的放大倍数在数千倍至一百万倍，有些甚至可达数百万倍或千万倍。透射电镜一般由电子光学系统、真空系统、供电控制系统以及附加仪器系统四大部分组成。透射电镜的工作原理主要是由电子枪发射出来的电子束，在真空通道中沿着镜体光轴穿越聚光镜，通过聚光镜将之会聚成一束尖细、明亮而又均匀的光斑，照射在样品室内的样品上；透过样品后的电子束携带有样品内部的结构信息（样品内致密处透过的电子量少，稀疏处透过的电子量多）；电子束经过物镜的会聚调焦和初级放大后，进入下级的中间透镜和第一、第二投影进行综合放大成像，最终被放大了的电子影像投射在观察室内的荧光屏上。最终荧光屏将电子影像转化成可见光影像供使用者观察。透射电镜主要是通过超薄切片技术观察样本的内部结构。

四、实验材料

（1）以浮游生长的变异链球菌为例进行透射电镜观察。
（2）生理盐水、PBS、2.5%戊二醛、二甲砷酸钠缓冲液、1%锇酸、无菌蒸馏水。
（3）接种环、酒精灯、1.5 ml EP 管、移液器及吸头等。

五、实验方法

透射电镜制样一般包括取材、固定、漂洗、脱水、浸透、包埋聚合、切片、染色等一系列过程。实验室一般进行取材和固定两步操作，然后将样本送样，剩余的步骤由专门负责透射电镜的老师操作。

（1）取材：用接种环挑取变异链球菌 BHI 琼脂平板上的单菌落，接种于 BHI 液体培养基中，37 ℃，兼性厌氧培养 24 小时。然后将菌液以 4000 r/min，4 ℃离心 10 分钟，收集细菌沉淀（一般菌体约黄豆粒大小即可）。

（2）固定：细菌沉淀用生理盐水洗涤三次，然后加入一定量的2.5％戊二醛溶液（用二甲砷酸钠缓冲液配制）重悬，离心，弃上清液后菌体沉淀中加入一定量的二甲砷酸钠缓冲液漂洗，然后用1％锇酸固定。

（3）脱水：在4℃环境下，用不同浓度梯度（50％、70％、90％、100％）乙醇溶液对样本进行脱水，每个梯度脱水15分钟。

（4）镜检：将脱水后的样本用环氧树脂包埋，制作超薄切片，铀染色后透射电镜下观察。

六、实验结果

观察变异链球菌细胞在不同倍率透射电镜下的形态结构。

七、注意事项

（1）制作超薄切片对于样本沉淀的大小具有一定要求，若沉淀太少，则较难切片。

（2）实验中所用的2.5％戊二醛溶液是用二甲砷酸钠缓冲液配制而成的，而不是用无菌蒸馏水等配制而成的。

八、实验报告

对透射电镜下变异链球菌细胞结构、形态的观察描述。

九、思考题

（1）透射电镜观察样本具有哪些优点和缺点？
（2）透射电镜的主要用途有哪些？

实验十五　原子力显微镜技术

一、实验目的

（1）了解原子力显微镜的组成及工作原理。

（2）掌握原子力显微镜样本制备的操作步骤、结果观察及意义。

二、实验内容

以原子力显微镜检测变异链球菌生物膜粘附力实验为例进行常见口腔细菌生物膜原子力显微镜样本制备及观察。

三、实验原理

原子力显微镜（Atomic Force Microscope，AFM）是 MultiMode 探针扫描显微镜中的一种。原子力显微镜具有许多功能，比如可以测磁力、电力、原子力、扫描隧道、侧向力、黏滞力等。原子力显微镜的主要结构包括：①固定在软悬臂弹簧上的一个直径约 10 μm 的针尖，针尖末端与样品接触点小于 500 nm；②敏感的悬臂发射通道；③监视和控制反馈信息的反馈系统；④机械扫描系统；⑤将测量数据转换成为图像的显示系统。原子力显微镜通过检测待测样品表面和一个微型力敏感元件之间的极微弱的原子间相互作用力来研究物质的表面结构及性质。将一对微弱力极端敏感的微悬臂一端固定，另一端的微小针尖接近样品，这时它将与其产生相互作用，作用力将使得微悬臂发生形变或使其运动状态发生变化。扫描样品时，利用传感器检测这些变化，形成"作用力—距离"曲线，最后获得作用力分布信息。

四、实验材料

（1）BHIS 液体培养基、无菌 PBS。

（2）接种环、酒精灯、24 孔板、无菌的圆形玻片、移液器及吸头、原子力显微镜及配套 SHIMADZU STM9700（日本）系统等。

五、实验方法

1. 生物膜培养

生物膜培养参考实验十三扫描隧道电子显微镜技术中关于生物膜培养的方法。

2. 制样

用移液器吸走 24 孔板中培养液，用无菌 PBS 漂洗生物膜表面（动作轻柔）2 或 3 次后，将生物膜玻片浸泡在无菌 PBS 中。

3. 测试

用原子力显微镜的探针去接触生物膜的表面，通过 SHIMADZU STM9700 系统计算生物膜对探针的粘附力。每个生物膜样本随机选取 10 个位置进行检测，每个位置测得 10 个粘附力值。

六、实验结果

通过"作用力—距离"曲线计算变异链球菌生物膜相应的粘附力。

七、注意事项

（1）生物膜培养所用的圆形玻片必须进行灭菌处理，否则会引起杂菌污染。

（2）生物膜样本在进行粘附力测试前需要浸泡在无菌 PBS 中以保持生物膜形态。

八、实验报告

通过"作用力—距离"曲线计算每组生物膜的粘附力，并通过合适的形式呈现其粘附力数值。

九、思考题

（1）与扫描电镜相比，原子力显微镜有哪些优点和缺点？

（2）原子力显微镜测细菌生物膜表面粘附力的原理是什么？

实验十六 激光扫描共聚焦显微镜技术

一、实验目的

（1）了解激光扫描共聚焦显微镜的组成及工作原理。

（2）掌握激光扫描共聚焦显微镜样本制备的操作步骤、结果观察及意义。

二、实验内容

激光扫描共聚焦显微镜观察变异链球菌生物膜死活菌及胞外多糖（EPS）染色。

三、实验原理

激光扫描共聚焦显微镜（Laser Scanning Confocal Microscope，LSCM）是在荧光显微镜成像基础上配置激光光源和扫描装置，在传统光学显微镜基础上采用共轭聚焦装置，利用计算机进行图像处理，对观察样品进行断层扫描和成像，是一种高敏感度与高分辨率的显微镜，主要用于样品荧光定量检测、共聚焦图像分析、三维图像重建等方面的研究。激光扫描共聚焦显微镜以激光作为光源，激光器发出的激光通过照明针孔形成点光源，经过透镜、分光镜形成平行光后，再通过物镜聚焦在样品上，并对聚焦平面上样品内的每一点进行扫描。样品被激光激发后的出射光波长比入射光长，可通过分光镜，经过透镜再次聚焦，到达探测针孔处，被后续的光电倍增管检测到，并在显示器上成像，得到所需的荧光图像，而非聚焦光线被探测针孔光栏阻挡，不能通过探测针孔，因而不能在显示器上显出荧光信号。激光扫描共聚焦显微镜通过对样品 $x-y$ 轴的逐点扫描，形成二维图像。如果在 z 轴上调节聚焦平面的位置，连续扫描多个不同位置的二维图像，则可获得一系列的光学切片图像。在相应软件的支持下，通过数字去卷积方法（deconvolution），可得到清晰的三维重建图像。

四、实验材料

（1）变异链球菌生物膜。

（2）BHIS 液体培养基、无菌 PBS、0.3%DMSO、无菌蒸馏水。

（3）24 孔板、灭菌的圆形玻片、移液器及吸头、死活菌染料、EPS 染料、探针、镊子、滤纸、激光扫描共聚焦显微镜等。

五、实验方法

1. 制备口腔细菌生物膜模型（生物膜形成表面包括羟基磷灰石和玻片）

（1）将羟基磷灰石片或玻片垂直放入 24 孔板中，加入经过过滤的唾液，直至将羟基磷灰石片或玻片淹没（大约每孔需加入 2.8 ml 唾液）。

（2）将 24 孔板放到摇床上，37 ℃孵育 1 小时，取出羟基磷灰石片或玻片，唾液包被好的羟基磷灰石片或玻片备用。

（3）将羟基磷灰石片或玻片垂直放入 24 孔板中，加入 BHI 培养基和菌悬液（通常细菌终浓度为 10^7 CFU/ml），将 24 孔板放入培养箱培养。

注：若使用胞外多糖染料 Alexa Fluor 647，需将染料加入培养基中和生物膜一同避光生长（建议终浓度为 1 μmol/L）。

2. 荧光染色制片（整个制片过程需在避光条件下进行）

（1）染料配制：死、活菌染料 L7012 建议使用浓度（注意使用前核对染料编号，若浓度和配制方法有变化，请详细参考产品说明书）。

PI（Propidium Iodide，染死菌）染料和 SYTO-9（染活菌）用 0.3％二甲基亚砜（DMSO）各稀释 50 倍，然后等体积混匀备用。胞外多糖染料 Alexa Fluor 647，建议使用浓度为 1 μmol/L。

（2）死活菌染色：将孔板中长有生物膜的圆形玻片用探针和镊子取出，放入无菌 PBS 中漂洗，滤纸吸干水分后，向每个玻片上加约 100 μl 混合染料，静置 15 分钟。15 分钟后，将玻片放入无菌 PBS 中漂洗，滤纸吸干水分后，在载玻片中央部位滴一滴无荧光封片镜油，将玻片置于载玻片上，再在生物膜上滴一滴镜油，加盖盖玻片即可。

（3）核酸和胞外多糖染色：胞外多糖染料需与菌悬液同时加入培养基中，将 24 孔板闭光培养，核酸染料染色步骤同死活菌染料染色。

3. LSCM 观察分析

首先用激光扫描共聚焦显微镜在 63×油镜下找到所制玻片视野。然后调节滤镜，SYTO-9 绿色荧光核酸染料激发波长为 495～515 nm，PI 红色荧光核酸染料激发波长为 635～690 nm，胞外多糖染料 Alexa Fluor 647 激发光波长为 655～690 nm。然后扫描观察到的生物膜视野，分别得到死、活菌染色和 EPS 的荧光图像。每个生物膜样本在水平 $x-y$ 层面随机选取 5 个层面采图，并以 1 μm/层扫描采集整个生物膜的图形。利用 Imaris 7.0.0（Bitplane）软件构建生物膜 3D 图形，利用 COMSTAT 进行生物膜的生物量分析。

六、实验结果

观察 LSCM 下生物膜死、活菌的分布及 EPS 分布情况。

七、注意事项

（1）PI 染料和 SYTO-9 染料需分别稀释后，混合使用。

（2）生物膜样本制片过程应该在严格避光条件下进行，否则荧光染料信号会因受到影响而变弱。

八、实验报告

观察生物膜中死菌、活菌及 EPS 的分布情况，并利用 Imaris 7.0.0（Bitplane）软件构建生物膜 3D 图形，利用 COMSTAT 进行生物膜的生物量分析。

九、思考题

（1）激光扫描共聚焦显微镜在口腔微生物研究中的应用主要有哪些？

（2）相比于其他显微镜，激光扫描共聚焦显微镜在观察样本时有哪些优势？

实验十七　高效液相层析法测定代谢酸产物

一、实验目的

（1）掌握分析代谢酸产物的层析技术的原理和方法。
（2）掌握高效液相层析仪的使用方法。

二、实验内容

（1）收集细菌。
（2）高效液相层析仪分析细菌代谢酸产物。

三、实验原理

高效液相层析法（High Performance Liquid Chromatography，HPLC）又称高效液相色谱法，是固体相和流动相之间进行的一种连续多次的交换过程，它借溶质在两相之间的分配系数、亲和力、吸附能力、离子交换或分子大小不同而引起的排阻作用的差异，使不同溶质达到相互分离的目的，是靠分析物及分析管柱之间非共价性质的相互作用力来分离不同物质的。使用高效液相层析仪时，液体待检测物在不同的时间被注入色谱柱，通过压力在固定相中移动，由于被测物中不同物质与固定相的相互作用不同，不同的物质顺序离开色谱柱。通过检测器得到不同的峰信号，每个峰顶都代表一个化合物的种类，最后通过分析比对这些信号来判断待测物所含有的物质。

四、实验材料

（1）实验试剂及用品：待测样本，代谢酸产物标样，去离子水，乙腈、甲醇等有机溶剂，滤器及注射器。
（2）实验仪器：Ultra Performance Liquid Chromatography（Ultimate 300，Thermo Scientific）、RP C18 column。

五、实验方法

（1）阅读相关文献，了解待测物质的色谱条件：色谱柱条件，流动相 A，流动相 B，进样体积、流速、检测波长、柱温及梯度洗脱程序等。
（2）对应待测物质的标准样构建标准曲线：用标准样本进行序列稀释，制成不同浓度的对照品，按上述色谱条件进行测定，考察线性关系。
（3）样品制备：取适量待检菌落接种于液体培养基中，37℃孵育48小时，加入硫酸（H_2SO_4溶液）调节 pH 值至 1.7，取上清液 3 ml，加入 1.0 ml 乙腈萃取，10000 r/min离心5分钟后取上清液 100 μl，稀释至 500 μl，经 0.45 μm 滤膜过滤后进行测定。
（4）样品测定：待测样本经前处理后，按对照品的色谱条件进行分析测定，每个样本平行 2 份，每份样品平行进样 2 次，以外标法计算样品中代谢酸的含量。

六、实验结果

根据层析数据打印出各种菌细胞脂肪酸的浓度。

七、注意事项

（1）流动相必须用 HPLC 级的试剂，使用前用 0.45 μm 的过滤膜过滤，除去其中的颗粒性杂质和其他物质。

（2）样品上机前使用 0.45 μm 的过滤膜过滤，除去微粒杂质。

（3）气泡会致使压力不稳，重现性差，所以在使用过程中要尽量避免产生气泡。

八、实验报告

细菌代谢酸产物测定及分析。

九、思考题

（1）细菌代谢酸产物分析技术有哪些？

（2）HPLC 在细菌代谢酸产物分析中的优越性？

实验十八　口腔细菌胞外多糖含量的测定（蒽酮法）

一、实验目的

掌握蒽酮法检测细菌胞外多糖含量的原理、操作步骤及意义。

二、实验内容

（1）蒽酮-硫酸溶液的准备。
（2）葡聚糖标准曲线的绘制。
（3）用蒽酮法检测变异链球菌胞外不可溶性多糖的含量。

三、实验原理

糖在浓硫酸作用下，可经脱水反应生成糠醛或羟甲基糠醛，生成的糠醛或羟甲基糠醛可与蒽酮反应生成蓝绿色糠醛衍生物。在一定范围内，颜色的深浅与糖的含量成正比，故可用于糖的定量。糖类与蒽酮反应生成的有色物质在可见光区的吸收峰为625 nm，故在此波长下进行比色。

四、实验材料

（1）变异链球菌培养物。
（2）无菌 PBS。
（3）1.0 mol/L 氢氧化钠溶液：称取 2.0 g 氢氧化钠粉末溶解于 50 ml 蒸馏水中。
（4）蒽酮硫酸溶液：称取 200 mg 蒽酮（sigma）加入 100 ml 80% 浓硫酸中，注意容器干燥，用玻璃棒反复搅拌直至蒽酮完全溶解。

五、实验方法

（1）用移液器小心吸走孔板中的上层浮游细菌（注意不要破坏底层生物膜），将底层生物膜用 1.5 ml 无菌 PBS 重悬，然后收集菌液于 1.5 ml 无菌 EP 管中，6000 r/min，4 ℃离心 10 分钟，弃去上清液。

（2）用 1 ml 无菌 PBS 重悬 EP 管底部细菌沉淀，6000 r/min，4℃离心 10 分钟，弃去上清液，此步骤重复 2 或 3 次。

（3）向 EP 管底部的细菌沉淀中加入 1.0 mol/L 的氢氧化钠溶液（每 1 mg 生物膜细胞加入 300 μl 1.0 mol/L 的氢氧化钠溶液），用移液器将细菌充分混匀在氢氧化钠溶液中，37℃反应 2 小时。

（4）将上一步中的反应溶液离心后取 100 μl 与 300 μl 蒽酮硫酸溶液充分混匀，95 ℃水浴反应 6 分钟。

（5）待样品冷却至室温后，通过紫外分光光度计或者酶标仪检测样品在 625 nm 处的吸光度。

（6）配制不同浓度的葡聚糖，用同样的方法检测对应吸光度，绘制标准曲线。

（7）根据标准曲线，计算样品中糖的含量。

六、实验结果

通过紫外分光光度计或者酶标仪读取样品在 625 nm 处的吸光度，并根据标准曲线计算样品中糖的含量。

七、注意事项

（1）在配制蒽酮－硫酸溶液时应注意做好防护措施。

（2）浓硫酸应缓慢加入，以免产生大量热量而爆沸，灼伤皮肤。

八、实验报告

（1）葡聚糖标准曲线的绘制。

（2）根据测得的吸光度数值，计算样品中糖的含量。

九、思考题

（1）蒽酮法测定多糖含量的优势和不足分别是什么？

（2）细菌胞外可溶性和不可溶性多糖分别发挥什么作用？

实验十九 细菌基因组 DNA 提取及凝胶电泳检测

一、实验目的

（1）掌握常用的细菌基因组 DNA 提取的原理。
（2）掌握常用的细菌基因组 DNA 提取的操作步骤及意义。
（3）掌握琼脂糖凝胶电泳检测 DNA 的原理、操作步骤及意义。

二、实验内容

（1）以 TIANGEN 细菌基因组 DNA 提取试剂盒为例提取变异链球菌基因组 DNA。
（2）琼脂糖凝胶电泳检测提取的 DNA。

三、实验原理

DNA 在生物体内主要以与蛋白质形成复合物的形式存在，因此在提取出脱氧核糖核蛋白复合物之后，要将其中的蛋白质去除。在碱性条件下，用表面活性剂等可使细菌细胞壁破裂，然后用高浓度的盐将蛋白质杂质沉淀，经过氯仿抽提进一步去除蛋白质等杂质，最后经过乙醇沉淀，得到较纯的 DNA。琼脂糖是一种天然聚合长链状分子，可以形成具有刚性的滤孔，凝胶孔径的大小决定于琼脂糖的浓度。DNA 分子在碱性环境中带负电荷，在外加电场作用下向正极泳动。DNA 分子在琼脂糖凝胶中泳动时，有电荷效应与分子筛效应：不同的 DNA，分子量大小及构型不同，电泳时的泳动速率就不同，从而分出不同的区带（迁移速率与分子量的对数值成反比关系）。

四、实验材料

（1）变异链球菌培养物。
（2）TIANGEN 细菌基因组 DNA 提取试剂盒、乙醇等。
（3）1.5 ml EP 管、15 ml 离心管、移液器及吸头、琼脂糖、电泳仪等。

五、实验方法

实验 1：DNA 的提取

下面以常用的 TIANGEN 细菌基因组 DNA 提取试剂盒为例，介绍提取细菌基因组 DNA 的大致流程。

（1）取细菌培养液 1~5 ml，10000 r/min（11500×g）离心 1 分钟，弃上清液，使细菌沉淀尽量干燥。

（2）向细菌沉淀中加入 200 μl 缓冲液 GA，振荡至菌体完全悬浮。

注意：对于较难破壁的革兰阳性细菌（如此处的变异链球菌），可略去第 2 步，加入溶菌酶进行破壁处理。具体方法：加入 180 μl 终浓度为 20 mg/ml 的溶菌酶溶液，30 ℃处理 30 分钟以上。如果需要去除 RNA，可加入 4 μl RNase A（100 mg/ml）溶液，振荡 15 秒，室温放置 5 分钟。

（3）向管中加入 20 μl 蛋白酶 K 溶液，混匀。

（4）加入 220 μl 缓冲液 GB，振荡 15 秒，70 ℃放置 10 分钟，溶液变清亮，简短离心以去除管盖内壁的水珠。

（5）加入 220 μl 无水乙醇，充分振荡混匀 15 秒，此时可能会出现絮状沉淀，简短离心以去除管盖内壁的水珠。

（6）将上一步所得溶液和絮状沉淀都加入一个吸附柱 CB3 中（吸附柱放入收集管中），12000 r/min（13400×g）离心 1 分钟，倒掉废液，将吸附柱 CB3 放入收集管中。

（7）向吸附柱 CB3 中加入 500 μl 缓冲液 GD（使用前先检查是否已加入无水乙醇），12000 r/min（13400×g）离心 1 分钟，倒掉废液，将吸附柱 CB3 放入收集管中。

（8）向吸附柱 CB3 中加入 600 μl 漂洗液 PW（使用前先检查是否已加入无水乙醇），12000 r/min（13400×g）离心 1 分钟，倒掉废液，将吸附柱 CB3 放入收集管中。

（9）重复操作步骤 8。

（10）12000 r/min（13400×g）离心 2 分钟，倒掉废液，将吸附柱 CB3 置于室温下数分钟，以彻底晾干吸附材料中残余的漂洗液。

注意：这一步的目的是将吸附柱中残余的漂洗液去除，漂洗液中乙醇的残留会影响后续的酶反应（酶切、PCR 等）实验。

（11）将吸附柱 CB3 转入一个干净的离心管中，向吸附柱的中间部位悬空滴加 30~100 μl 洗脱缓冲液 TE，室温放置 2~5 分钟，12000 r/min（13400×g）离心 2 分钟，将溶液收集到离心管中（可将离心后的液体重新吸回，滴加至吸附柱中间部位重新离心，以提高回收效率）。

（12）将提取的 DNA 通过琼脂糖凝胶电泳进行分析。

实验 2：琼脂糖凝胶电泳检测 DNA

（1）配胶：根据基因组 DNA 片段大小，配制相应浓度（0.5%~2%）的琼脂糖凝胶。首先将锥形瓶洗干净，并量取一定量的电泳缓冲液（1×TAE）至锥形瓶中，再称取相应量的琼脂糖倒入锥形瓶中，摇匀并用锡纸封口，最后放入微波炉加热。煮胶的过程中需注意安全，应适当摇匀，防止爆沸。将煮好的凝胶放入 65℃的水浴锅中，待凝胶冷却至 65℃时，按照 1：1000 的比例加入 Gold View 染色剂，混匀，将胶倒入电泳槽，插入相应的梳子。待 15 分钟凝胶完全凝固后，拔掉梳子，向电泳槽中加电泳缓冲液(1×TAE)至没过胶面。

（2）上样：将样品、6×Loading buffer 按 5：1 的比例混匀后按顺序上样，最后点一定量相应的 DNA Ladder。

（3）电泳：盖上电泳槽盖，接通电泳仪和电泳槽（确认电极正确连接），设置电泳参数（电场强度 5 V/cm，电流 400 mA，时间 30 分钟），最后按"开始"键开始电泳。

（4）凝胶成像：将凝胶放入凝胶成像系统中，按照"凝胶成像系统操作规程"进行操作拍照。

六、实验结果

（1）获得变异链球菌基因组 DNA。

（2）得到变异链球菌基因组 DNA 琼脂糖凝胶电泳的图像。

七、注意事项

（1）对于 G^+ 细菌，应该用溶菌酶进行破壁处理，以使细菌细胞内 DNA 释放出来。

（2）琼脂糖凝胶电泳时应注意正、负电极连接顺序。

八、实验报告

提取细菌基因组 DNA 的浓度、纯度的测定及琼脂糖凝胶图像的绘制。

九、思考题

（1）实验中提取的 DNA 浓度较低、纯度不够的主要原因有哪些？

（2）琼脂糖凝胶电泳没有跑出 DNA 条带的原因有哪些？

实验二十 细菌总 RNA 提取及凝胶电泳检测

一、实验目的

（1）掌握细菌总 RNA 提取的原理。
（2）掌握细菌总 RNA 提取的操作步骤。
（3）掌握琼脂糖凝胶电泳检测 RNA 的操作步骤。

二、实验内容

（1）用 Trizol 法提取细菌总 RNA。
（2）琼脂糖凝胶电泳检测提取的 RNA。

三、实验原理

Trizol 试剂的主要成分是异硫氰酸胍，其可以在破坏细胞使 RNA 释放出来的同时，保护 RNA 的完整性。在用 Trizol 法提取 RNA 时加入氯仿后离心，样品分成水样层和有机层，RNA 存在于水样层中。将上层水样收集后，通过异丙醇沉淀即可得到 RNA。Trizol 试剂操作上的简单性允许同时处理多个样品。所有的操作可以在两小时内完成。Trizol 法抽提的总 RNA 能够避免 DNA 和蛋白质的污染，故而能够用于 RNA 印迹分析、斑点杂交、poly（A）末端选择、体外翻译、RNA 酶保护分析和分子克隆操作等。

四、实验材料

（1）变异链球菌培养物。
（2）Trizol 试剂、氯仿－异戊醇（24：1）试剂、异丙醇、高盐溶液（high salt solution）、70％乙醇溶液、DEPC 水等。
（3）Fast Prep 管及配套砂珠、1.5 ml EP 管、移液器及无酶吸头、制冰机、水浴锅、琼脂糖、电泳仪等。

五、实验方法

实验 1：Trizol 法提取总 RNA

首先，对于 RNA 的提取实验，需要严格控制 RNA 酶的污染：①所有离心管、吸头及相关溶液都必须避免 RNA 酶污染。耐高温器物可于 150℃烘烤 4 小时以除去 RNA 酶，其他器物去除 RNA 酶可考虑用 0.1％ DEPC 水浸泡过夜，然后灭菌、烘干。溶液需用灭菌 DEPC 水（可从试剂公司直接买成品）配制。②必须戴一次性手套操作，且尽量避免对着 RNA 样品呼气或说话，以防 RNA 酶污染。

注意：Trizol 试剂中含有毒物质苯酚，应避免接触皮肤或吸入。为防止溅入眼睛，请戴防护眼镜或使用透明保护屏。如皮肤接触到 Trizol 试剂，请立即用大量去垢剂和水冲洗。如仍有不适，请立即就诊并听取医生意见。

（1）取细菌培养液 1~5 ml，4000 r/min 离心 5~10 分钟，弃上清液，使细菌沉淀尽量干燥。

（2）向细菌沉淀中加入 1 ml Trizol 试剂，振荡至菌体彻底悬浮，转移至预冷的 Fast Prep 管中。液氮低温进行细胞壁破碎。

（3）破碎后细胞冰浴 2 分钟。

（4）加入 350 μl 氯仿-异戊醇（24：1）溶液，剧烈摇晃振荡 15 秒，室温放置 2 分钟。

（5）13000 r/min，4℃离心 15 分钟，溶液分为上、中、下三层（RNA 溶于上层液）。

（6）将上清液转移至新的无酶 EP 管，并注意勿吸到中间层或下层沉淀；（4）、（5）、（6）步骤可以重复。

（7）依次向 EP 管中加入 350 μl 的高盐溶液和 250 μl 的异丙醇，颠倒摇晃 EP 管几次，室温放置 10 分钟。

（8）13000 r/min，4℃离心 15 分钟。

（9）弃上清液，13000 r/min，4℃离心 2 分钟，用小量程移液枪吸取残留液体（注意不要吸到沉淀）。

（10）沉淀中加入 1 ml 70％乙醇溶液（提前预冷），上下颠倒 EP 管混匀。

（11）13000 r/min，4℃离心 5 分钟。

（12）弃上清液，室温放置 5~10 分钟，自然风干乙醇。

（13）加 50~100 μl DEPC 水，混匀。

（14）65℃，孵育 10 分钟后，吹打混匀即得 RNA。

（15）提取的 RNA 可用琼脂糖凝胶电泳进行分析，于−80℃可保存数月。

实验 2：琼脂糖凝胶电泳检测 RNA

RNA 琼脂糖凝胶电泳可以在变性及非变性两种条件下进行。非变性电泳使用 1.0％~1.4％的琼脂糖凝胶，虽不同的 RNA 条带也能分开，但无法判断其分子量。只有在完全变性的条件下，RNA 的电泳迁移率才与分子量的对数呈线性关系。因此，在测定 RNA 分子量时，一定要用变性凝胶。在快速检测所提总 RNA 样品的完整性时，配制普通的 1％琼脂糖凝胶进行非变性电泳即可。

（1）配胶：称相应质量（1％）的琼脂糖，然后量取一定量的电泳缓冲液（1× TAE）至锥形瓶中，摇匀并用锡纸封口，最后放入微波炉加热。煮胶的过程中需注意安全，应适当摇匀，防止爆沸。将煮好的凝胶放入 65℃的水浴锅中，待凝胶冷却至 65℃时，按照 1：1000 的比例加入 Gold View 染色剂，混匀，将胶导入电泳槽，插入相应的梳子。约 15 分钟后凝胶完全凝固，拔掉梳子，向电泳槽中加电泳缓冲液（1× TAE）至没过胶面。

（2）上样：将 RNA 样品、6×Loading buffer 按 5∶1 的比例混匀轻甩后按顺序上样，最后点一定量的 Ladder。

（3）电泳：盖上电泳槽盖，接通电泳仪和电泳槽（确认电极连接正确），设置电泳参数（电场强度 5 V/cm，电流 400 mA，时间约 30 分钟），最后按"开始"键开始电泳。

（4）凝胶成像：将凝胶放入凝胶成像系统中，按照"凝胶成像系统操作规程"进行操作拍照。

六、实验结果

（1）提取变异链球菌总 RNA。
（2）得到变异链球菌总 RNA 琼脂糖凝胶电泳的图像。

七、注意事项

（1）RNA 提取实验过程中，注意避免 RNA 酶的污染。
（2）琼脂糖凝胶电泳时应注意正、负电极连接顺序。

八、实验报告

提取细菌总 RNA 的浓度、纯度的测定及琼脂糖凝胶图像的绘制。

九、思考题

（1）实验中提取的 RNA 浓度较低、纯度不够的主要原因有哪些？
（2）实验中如何有效地避免蛋白质和多糖的污染？

实验二十一　细菌蛋白质提取及凝胶电泳检测

一、实验目的

(1) 掌握细菌蛋白质提取的原理。
(2) 掌握细菌蛋白质提取的操作步骤。
(3) 掌握 SDS-PAGE 凝胶电泳检测蛋白质的操作步骤。

二、实验内容

(1) 用试剂盒法提取细菌总蛋白。
(2) SDS-PAGE 凝胶电泳检测提取的蛋白质。

三、实验原理

大部分蛋白质可溶于水、稀盐、稀酸或稀碱溶液，少数与脂类结合的蛋白质溶于乙醇、丙酮及丁醇等有机溶剂。因此，可采用不同溶剂提取、分离及纯化蛋白质和酶。蛋白质与酶在不同溶剂中溶解度的差异，主要取决于蛋白质分子中非极性疏水基团与极性亲水基团的比例，其次取决于这些基团的排列和偶极矩。故分子结构性质是不同蛋白质存在溶解差异的内因。温度、pH 值、离子强度等是影响蛋白质溶解度的外界条件。提取蛋白质时常根据这些内外因素综合加以考虑，将细胞内蛋白质提取出来，并将其与其他不需要的物质分开。

在聚丙烯酰胺凝胶系统中，加入一定量的阴离子表面活性剂十二烷基硫酸钠(SDS)，能使蛋白质的氢键和疏水键打开，并结合到蛋白质分子上（在一定条件下，大多数蛋白质与 SDS 的结合比为 1.4 g SDS 结合 1 g 蛋白质），使各种蛋白质-SDS 复合物都带上相同密度的负电荷，其数量远远超过了蛋白质分子原有的电荷量，从而掩盖了不同种类蛋白质间原有的电荷差别。此时，蛋白质分子的电泳迁移率主要取决于它的分子量大小以及凝胶浓度，而其他因素对电泳迁移率的影响几乎可以忽略不计。

四、实验材料

(1) 变异链球菌培养物。
(2) 2×SDS Loading buffer、无菌蒸馏水、去离子水、蛋白抽提试剂盒等。
(3) 1.5 ml EP 管、移液器及吸头、玻璃板、染色槽、垂直 SDS-PAGE 电泳仪等。

五、实验方法

实验 1：蛋白抽提试剂盒法提取细菌总蛋白

(1) 每 100 μl 细菌培养液，加入 5 倍体积（500 μl）的提取缓冲液，振荡混匀，室温静置 3 分钟（若蛋白质浓度较高时，会很快发生凝集导致溶液浑浊）。

（2）10000 r/min，4 ℃离心 3 分钟（若蛋白质浓度较高可省略此步骤）。

（3）加入三倍体积（300 μl）的无菌蒸馏水，振荡混匀。

（4）10000 r/min，4 ℃离心 3 分钟。溶液分为两相。蛋白质在两相中间，浓度高时形成薄膜状或沉淀于管底部，浓度低时则肉眼难以看到。

（5）小心吸取上层相，弃掉。注意应该保留一定量的上层相，以免吸走中间相的蛋白膜。

（6）加入 500 μl 无水乙醇，振荡洗涤沉淀。10000 r/min，4 ℃离心 2 分钟。弃上清液，再次瞬时离心数秒并吸去管内液体。勿触动管底的蛋白质沉淀（量少时沉淀不可见）。

（7）敞开管口，空气自然干燥（挥发乙醇）。

（8）加入适量 DEPC 水，混匀。通过测提取物质在 280 nm 处的吸光光度值计算蛋白质浓度。

（9）提取的蛋白质可通过 SDS-PAGE 凝胶电泳检测。

实验 2：SDS-PAGE 凝胶电泳检测蛋白质

（1）配液：

①分离胶缓冲液（1.5 mol/L Tris-HCl 缓冲液，pH 值 8.8）：取 1 mol/L HCl 溶液（盐酸）25 ml，Tris 18.2 g，用去离子水溶解后定容至 100 ml。

②浓缩胶缓冲液（0.5 mol/L Tris-HCl 缓冲液，pH 值 6.8）：取 Tris 6.0 g，加入约 50 ml 去离子水溶解，用 1 mol/L 盐酸调至 pH 值 6.8，用去离子水定容至 100 ml。

③1%TEMED：取 1 ml TEMED（N，N，N′，N′-四甲基乙二胺），用去离子水稀释至 100 ml，避光冷藏。

④10%过硫酸铵（APS）：取过硫酸铵 1 g 溶于 10 ml 蒸馏水中，现用现配。

⑤电泳缓冲液（Tris-甘氨酸缓冲液，pH 值 8.3）：称取 Tris 3.0 g，甘氨酸 14.4 g，加入 10%SDS 溶液 5 ml，用去离子水溶解后定容至 500 ml。

⑥考马斯亮蓝染色液：1.25g 考马斯亮蓝 G 250，加入 227 ml 甲醇溶液、46 ml 冰乙酸和 227 ml 蒸馏水。

⑦脱色液：75 ml 冰乙酸、875 ml 蒸馏水与 50 ml 甲醇混匀。

（2）电泳槽装板：将垂直板型电泳装置内的板状凝胶模取出，其中有长玻璃板和短玻璃板各一块。将两块玻璃板对齐压好，中间保持一定的间隔，短玻璃板的下沿插入橡胶框的底槽内，构成一个"夹芯式"凝胶腔。把上述装配好的凝胶腔置于仰放的电泳槽中，使凝胶腔底部有狭长缝隙的一面向上。用旋转的夹子夹紧玻璃板。将垂直板型电泳装置垂直放置在水平台面上，准备灌注胶液。

（3）配胶：按说明书中试剂用量分别配制 12%分离胶胶液和 8%浓缩胶胶液。分离胶液和浓缩胶液均为现用现配。先配制分离胶液，配好后，即刻加入电泳槽板中，加入后再在分离胶液上面加约 2 ml 的蒸馏水至板平面处，静置约 10 分钟。待分离胶液凝固后，将上层的水倒掉，用滤纸小心将板内水吸干。然后配制浓缩胶液，配好后即刻加到分离胶上层至板平面处，然后插入相应的梳子，静置约 30 分钟，待浓缩胶凝固后拔掉梳子，将电泳板放入电泳槽中，加入适量电泳缓冲液待用。

（4）上样：将提取的蛋白质溶液与 2×SDS Loading buffer 混匀，95℃煮 5 分钟，蛋白沉淀溶解，10000 r/min，离心 1 分钟后取 10～20 μl 上清液点样（为了避免边缘效应，前后各两个样品槽可以不上样）。

（5）电泳：盖上电泳槽盖，接通电泳仪和电泳槽（确认电极正确连接），设置电泳参数（低电压压胶 80 V，电流 400 mA，时间 15～20 分钟），最后按"开始"键开始电泳。待蛋白样跑到浓缩胶和分离胶的分界线时，会压成一条细线。之后换高电压跑分离胶（电压 120 V，电流 400 mA，时间 60～90 分钟），待溴酚蓝跑到胶的底部边缘即关闭电泳仪，停止跑胶。

（6）考马斯亮蓝染色：将蛋白胶小心取出，放入考马斯亮蓝染色液中，置于转速仪上 30～50 r/min 染色约 30 分钟。

（7）脱色：将蛋白胶小心放入蛋白脱色液中，置于转速仪上 30～50 r/min 脱色约 30 分钟后，换干净的脱色液，置于转速仪上 30～50 r/min 过夜脱色。

（8）凝胶成像：将凝胶放入凝胶成像系统中，按照"凝胶成像系统操作规程"进行操作拍照。

六、实验结果

（1）获得提取变异链球菌总蛋白。
（2）得到变异链球菌总蛋白的 SDS－PAGE 图像。

七、注意事项

（1）细菌总蛋白提取实验过程中，吸弃上层相时要保留一点，以免吸到中间层的蛋白质导致蛋白产率低。
（2）分离胶和浓缩胶在制胶时加的顺序千万不要弄反。

八、实验报告

提取细菌总蛋白浓度、纯度的测定及 SDS－PAGE 图像的绘制。

九、思考题

（1）实验中提取的总蛋白浓度较低、纯度不够的主要原因有哪些？
（2）实验中如何有效避免 DNA 和糖类、脂类的污染？

实验二十二　细菌 DNA 的 GC 含量测定

一、实验目的

掌握热变性温度法测定细菌 DNA 中 GC 含量的原理、操作步骤及意义。

二、实验内容

通过热变性温度法测定提取得到的细菌 DNA 中的 GC 含量。

三、实验原理

细菌 DNA 中鸟嘌呤（G）和胞嘧啶（C）的含量具有种属特异性，且不受生长状态和培养条件的影响。亲缘关系密切的细菌，GC 含量相同或相似；亲缘关系疏远的细菌，GC 含量不同或相差较远。GC 含量不同的生物不是同一物种，但不同物种 GC 含量也有可能相同。比较细菌碱基组分可进行细菌的分类和鉴定。测定 GC 含量的方法有很多，最常用的方法是热变性温度法（thermal denaturation temperature）。DNA 分子在一定离子强度和 pH 值的环境中加热时，其碱基间的氢键会断裂，双链解螺旋为单链（变性），该过程同时伴随着核苷酸碱基在 260 nm 处吸收峰的明显增强（增色反应）。增色 50% 时的温度被称为热变性温度（T_m）。在一定离子强度下，T_m 值与 GC 含量成正比。

四、实验材料

（1）提取得到的细菌 DNA 样品、SSC 溶液（0.15 mol/L 的 NaCl 和 0.0015 mol/L 的枸橼酸钠混合）。

（2）紫外分光光度计及相应循环水加热装置、半导体点温计、热敏电阻探头等。

五、实验方法

（1）将 DNA 溶于 1×SSC 溶液或者 0.1×SSC 溶液（一般 GC 含量高者用 0.1×SSC 溶液，GC 含量低者用 1×SSC 溶液）中，在 260 nm 波长时，调吸光度为 0.4~0.5，然后开始测定。

（2）将热敏电阻探头直接插入紫外分光光度计的比色皿内，首先测定 25℃ 的吸光光度值，然后迅速将温度升至 50℃ 左右（升温速率应不大于 0.25℃/min），升温过程中如比色皿壁出现气泡则可轻弹管壁去除气泡；升至 50℃ 后再继续升温至 60℃，维持此温度 5 分钟；当吸光光度值开始增加时停止升温，稳定 5 分钟并记录此时的温度和吸光光度值，此温度为 DNA 变性起始温度。

（3）之后继续升温，每升高 1℃ 维持 5 分钟，并记录相应的温度和吸光光度值，直至吸光光度值不再增加为止，此时 DNA 已经完全变性。

（4）GC 含量的计算方法：将上述测得的各个温度的相应吸光值经过膨胀系数校正后除以 25 ℃时的吸光值，得出各个温度的相对吸光值，并绘制 DNA 的热变性曲线（横坐标为温度，纵坐标为相应吸光值）。热变性曲线中吸光值的中点对应的温度即为 T_m（可用大肠埃希菌 K12 菌株的 DNA 在 1×SSC 溶液中的热变性曲线进行实验误差校正）。

（5）最后根据 Owen 经验公式，将 T_m 值带入公式求得 GC 含量（mol/L）：

X_{G+C}（0.1×SSC）=51.2+2.08 ×（T_m 待测菌−T_m K12 菌）；

X_{G+C}（1×SSC）=51.2+2.44 ×（T_m 待测菌−T_m K12 菌）。

六、实验结果

计算待测菌株 DNA 中的 GC 含量。

七、注意事项

升温过程中比色皿壁可能会出现气泡，此时需轻弹管壁以去除气泡，否则会影响吸光光度值的测定。

八、实验报告

通过温度变性法测定 DNA 中的 GC 含量。

九、思考题

细菌 DNA 中的 GC 含量测定有何实际意义及局限性？

实验二十三　DNA-DNA 分子杂交技术

DNA-DNA 分子杂交（hybridization）技术是近年来迅速发展起来的一种灵敏度高、应用面广的研究手段。在细菌学鉴定中，DNA-DNA 分子杂交技术通过比较细菌 DNA 碱基顺序的相似性，并通过细菌 DNA 核苷酸序列互补的程度来分析细菌之间的亲缘关系，鉴定菌种和确立新菌种的分类位置。DNA-DNA 分子杂交技术的实验方法有很多，目前应用较多的为具有操作简单、无须核酸标记、时间短等特点的复性速率法。

一、实验目的

掌握复性速率法 DNA-DNA 分子杂交的原理、操作步骤及意义。

二、实验内容

对细菌 DNA 进行液相复性（杂交），并测定复性速率。

三、实验原理

细菌等原核生物的基因组 DNA 通常不包含重复顺序，其在液相中复性（杂交）时，同源 DNA 的复性速率比异源 DNA 的复性速率快。因此，同源程度越高，则复性速率越快，杂交率也越高。根据复性速率可以测得不同物种核酸间的序列相似性，从而判断物种间的亲疏关系。复性速率可以通过紫外分光光度计直接测定 DNA 片段而获得，在波长 260 nm 时，变性 DNA 片段的复性会引起吸光光度值的降低（减色反应）。

四、实验材料

（1）提取得到的两种待测细菌的 DNA 样品（样品 A、B）、SSC 溶液（0.15 mol/L NaCl 和 0.0015 mol/L 枸橼酸钠）混合。

（2）紫外分光光度计及相应循环水加热装置、半导体点温计、热敏电阻探头等。

五、实验方法

（1）DNA 提取：具体操作参考细菌基因组 DNA 的提取。

（2）DNA 片段的切割：DNA 杂交时要求样本 DNA 被切割成较短的片段，常用超声切割法进行 DNA 的切割。具体操作为用 0.1×SSC 溶液将 DNA 在波长 260 nm 下的吸光光度值调至 1.50~1.60（DNA 含量超过 75%），然后置于超声粉碎仪中进行超声切割（条件：冰水浴、20~25 kHz、振幅 6~8 μm，每次超声切割 1 分钟，间隙 1 分钟，重复 3 次）。

（3）DNA 变性处理：切割后两种 DNA 样本（A、B）各 2.4 ml、混合样本 M 2.4 ml（A、B 各 1.2 ml）。将三个样品分别置于沸水浴中变性 10 分钟。

（4）DNA 复性速率测定：吸取预热的 10×SSC 溶液 58 ml 于已变性的 DNA 样本中，使 DNA 样本的终浓度为 2×SSC，然后将样本迅速转入经热循环的比色皿中，检测温度变化。待 DNA 溶液、比色皿及整个加温系统稳定到最适复性温度［最适复性温度（TOR）＝T_m−25℃］时，每隔 5 分钟记录一次波长 260 nm 下的吸光光度值，持续 30 分钟，得到一条随时间延长而吸光光度值逐渐降低的直线。

（5）复性速率计算方法：DNA 复性速率的计算是用零时的吸光值减去 30 分钟时的吸光值，再除以总时间（30 分钟），即复性速率（v）＝（A_0−A_{30}）/30。而 DNA−DNA 分子杂交率（D）按照 De Ley J 等的公式计算：

$$D = \frac{4v_m - (v_a + v_b)}{2\sqrt{v_a v_b}} \times 100\%$$

（6）根据两菌株 DNA−DNA 分子杂交率的计算结果，分析两菌株的同源关系的远近。Owen 认为，同源性高于 69% 的菌株为同一菌株；Tohnson 则认为，同源性在 60%～100% 的菌株为同一菌株。

六、实验结果

计算两待测菌株的 DNA−DNA 分子杂交率并对其同源性做出判断。

七、注意事项

DNA 片段切割的条件对于获得适宜长度的 DNA 片段至关重要，该操作尤其应注意在冰水浴中进行，以免超声切割时温度过高。

八、实验报告

计算两待测菌株的复性速率并由此计算两者间的同源性。

九、思考题

（1）通过计算复性速率并没有测得两待测菌株的杂交率可能有哪些原因？
（2）与 DNA GC 含量测定法相比，DNA−DNA 分子杂交法在鉴定细菌种属关系上有哪些优势？

实验二十四 限制性核酸内切酶分析技术

一、实验目的

掌握限制性核酸内切酶分析技术的原理、操作步骤及意义。

二、实验内容

将提取得到的细菌染色体 DNA 进行限制性核酸内切酶酶切消化，酶切后的片段用琼脂糖凝胶电泳进行分析。

三、实验原理

限制性核酸内切酶是可以识别特定的核苷酸序列，并在每条链中对特定的两个核苷酸之间的磷酸二酯键进行切割的一类酶，简称限制酶。限制性核酸内切酶分析（Restriction Endonuclease Analysis，REA）技术主要通过限制性核酸内切酶识别和切割双链 DNA 的特异部位，产生一系列 DNA 片段，然后用电泳的方法将这些切割下来的 DNA 片段区分开。通过比较这些有差异的 DNA 片段，可了解微生物各种属间的同源性和分型。限制性核酸内切酶分析技术目前已成功地应用于脆弱拟杆菌、半放线嗜血菌、棒状菌、弯曲菌、奈瑟菌、梭状芽胞杆菌、钩端螺旋体等的鉴定。

四、实验材料

（1）提取得到的细菌 DNA 样品、限制性核酸内切酶及对应的缓冲体系、琼脂糖凝胶电泳需要的缓冲液、去离子水等。

（2）1.5 ml EP 管、15 ml 离心管、移液器及吸头、琼脂糖、电泳仪等。

五、实验方法

（1）酶切前确定待切样品的浓度，并选择合适的限制性内切酶和对应的缓冲体系。

（2）在离心管中加入成分见表 3-1（以 10 μl 酶切体系为例）。

表 3-1 限制性核酸内切酶分析技术的酶切体系

成　分	体　积
10×Buffer	1 μl
DNA 样品	x μl
酶	0.5～1 μl
加去离子水补足	10 μl

注：可根据具体某个酶的说明书进行操作。

（3）混匀样品并短暂离心。

（4）将离心管置于 37 ℃中温育 1~3 小时，若待切样品为 PCR 产物，则可将反应时间适当延长。一般酶切 4 小时（具体酶切反应的条件可参考限制性核酸内切酶的使用说明书）。

注：酶切体系可按比例适当加大反应体积。双酶切可选用二者活性都较高的 Buffer 或者通用 Buffer。

（5）用未酶切的 DNA 作为对照，琼脂糖凝胶电泳鉴定酶切结果。具体方法可参考细菌基因组 DNA 的提取及凝胶电泳检测中的具体操作；另外，不同的限制性核酸内切酶所用的琼脂糖浓度略有差异，可视具体情况而定。

六、实验结果

得到提取 DNA 酶切反应后琼脂糖凝胶电泳的图像。

七、注意事项

（1）DNA 样品需通过纯化去除其中的盐及残存的酚类、氯仿、SDS、EDTA 等杂质，否则会影响限制性核酸内切酶的活性。

（2）要根据实验目的，选择酶切反应中限制性核酸内切酶的种类，不同的限制性核酸内切酶对应不同的识别和酶切位点。

八、实验报告

DNA 酶切反应后琼脂糖凝胶电泳图像的绘制。

九、思考题

（1）酶切反应后琼脂糖凝胶电泳图像与对照组相比没有明显差异的原因有哪些？

（2）限制性核酸内切酶分析有何实际应用意义？

实验二十五　PCR 技术

一、实验目的

（1）掌握 PCR 引物的设计原理。

（2）掌握 PCR 扩增 DNA 序列的原理、操作方法及意义。

二、实验内容

设计引物并通过 PCR 技术扩增变异链球菌某一基因片段。

三、实验原理

聚合酶链式反应（Polymerase Chain Reaction，PCR）是在模板 DNA、引物、四种脱氧核糖核苷酸以及 Mg^{2+} 等存在的条件下，依赖于 DNA 聚合酶的酶促合成反应，是经过变性、退火及延伸的热循环达到对特定 DNA 模板进行指数扩增的一种技术。DNA 聚合酶以单链 DNA 为模板，借助一小段双链 DNA 来启动合成。通过一个或两个人工合成的寡核苷酸引物与单链 DNA 模板中的一段互补序列结合，形成部分双链。在适宜的温度和环境下，DNA 聚合酶将脱氧单核苷酸加到引物 $3'$ 羟基（—OH）末端，并以此为起始点，沿模板 $5'{\rightarrow}3'$ 方向延伸，合成一条新的 DNA 互补链。该片段又可作为下一轮反应的模板，如此重复改变温度，由高温变性、低温复性和适温延伸组成一个周期，反复循环，使目的基因得以迅速扩增。

四、实验材料

（1）细菌 DNA 样品、引物、无菌蒸馏水等。

（2）KOD 酶反应试剂盒（本实验以 KOD 酶试剂盒为例）、PCR 仪、PCR 八联管、移液器等。

五、实验方法

（1）引物设计：根据需要扩增的 DNA 目的片段，通过 primer 3、NCBI primer-blast 等引物设计软件，按照自身实验目的进行所需引物序列的设计。将设计得到的引物序列发送给生物试剂公司，由其代为合成。

（2）引物配制：合成好的引物保存在 −20℃ 冰箱中，使用前先 4000 r/min 离心 1～2 分钟，使引物沉于试管底部，然后按照引物说明加入相应量的无菌蒸馏水，混匀即为引物母液。工作液为引物母液稀释 10 倍后得到的引物溶液。

（3）PCR 反应体系的配制见表 3-2（以 50 μl 体系为例）。

表 3-2　PCR 反应体系

成　分	体　积
10×PCR Buffer	5 μl
2 mmol/L dNTPs	5 μl
25 mmol/L MgSO₄	3 μl
上游引物	1.5 μl
下游引物	1.5 μl
DNA 模板	x μl （约 200 ng）
KOD-Plus-Neo	1 μl
无菌蒸馏水	$(33-x)$ μl

（4）PCR 反应：所有成分添加以后，充分混匀，即时离心后，将八联管放入 PCR 仪，进行 PCR 反应程序设定，具体如下。

①预变性：94℃，2~5 分钟。

②进入热循环：变性，98 ℃，30 s；退火，55℃，30 s；延伸，68℃，30 s/kb，34 cycles。

③68℃再延伸 5~8 分钟。

（5）PCR 扩增反应结束后反应体系可以通过琼脂糖凝胶电泳检测 PCR 目的片段的大小等。

六、实验结果

琼脂糖凝胶电泳显示 PCR 扩增目的基因的条带大小。

七、注意事项

（1）PCR 反应体系中一般最后加 DNA 聚合酶，加完后切记混匀反应体系。

（2）设计引物时应注意使其符合引物设计的基本原则。

八、实验报告

描述琼脂糖凝胶电泳图像中 PCR 扩增目的基因的片段大小。

九、思考题

为什么 PCR 技术被称为现代基因技术的基础？

实验二十六　16S rRNA 序列分析技术

一、实验目的

掌握 16S rRNA 序列分析的原理、操作方法及意义。

二、实验内容

设计相应引物，通过 PCR 技术扩增变异链球菌的 16S rDNA 基因片段，对其 16S rDNA 基因进行 Sanger 双脱氧末端终止法测序。

三、实验原理

16S rDNA 基因是细菌基因组中编码 16S rDNA 的 DNA 序列。16S rDNA 具有高度的保守性和高变性，同时该基因序列足够长（包含约 50 个功能域，1500 个核苷酸）。随着 PCR 技术的出现及核酸研究技术的不断完善，16S rDNA 基因检测技术已成为病原菌检测和鉴定一种强有力的工具。16S rRNA 序列分析技术主要利用 16S rDNA 基因两端的保守序列作为 PCR 引物，以 16S rDNA 基因为模板，通过 PCR 扩增 16S rDNA 基因，然后将基因克隆到质粒载体上，经过菌体内扩增得到带有 16S rDNA 基因的载体作为模板，通过 Sanger 双脱氧末端终止法进行测序，获得 16S rRNA 序列信息，再与 16S rRNA 数据库中的序列数据或其他数据进行比较，从而鉴定样本中可能存在的微生物种类。

四、实验材料

（1）含有 16S rDNA 基因片段的质粒、测序引物、测序酶、TE 缓冲液、NaOH、EDTA、乙酸钠、乙醇、测序终止液、无菌去离子水等。

（2）EP 管、移液器、聚丙烯酰胺凝胶电泳仪，放射自显影设备等。

五、实验方法

以 Sanger 双脱氧终止法进行 16S rDNA 基因测序为例。

（1）双链 DNA 模板变性：向 DNA 溶液中加入 0.1 倍体积的 2 mol/L NaOH 和 2 mmol/L EDTA。37℃孵育 30 分钟后，加入 0.1 倍体积的 3 mol/L 乙酸钠溶液（pH 值 4.5~5.5）和 2~4 倍体积的 95％乙醇溶液，离心 15 分钟。弃上清液，加入 70％乙醇溶液洗涤 DNA，干燥后将 DNA 溶于去离子水中。

（2）制备退火混合液（10 μl，表 3-3），混合液置于 65℃，2 分钟后，慢速冷却 15~30 分钟，使之低于 35℃，短暂离心后置于冰上，使引物与变性的 DNA 模板结合。

表 3-3　退火混合液体系

成　　分	体　　积
DNA	7 μl
测序酶缓冲液	2 μl
引物	1 μl

（3）标记双脱氧核苷酸：将每种双脱氧核苷酸（ddGTP，ddATP，ddTTP，ddCTP）各 2.5 μl 分别加入 EP 管，并做好标记。37℃预热。

（4）稀释脱氧核苷酸混合液：根据被测序列的长度可将试剂盒中提供的核苷酸混合液用水进行稀释（一般 300 bp 以上的碱基序列按 1∶5 的比例稀释）。

（5）标记反应：向冰浴中已退火的 10 μl DNA 中加入表 3-4 中的成分，溶液混合后，室温下放置 2~5 分钟。

表 3-4　标记反应体系（除已退火的 10 μl DNA）

成　　分	体　　积
0.1 mol/L 二硫苏糖醇（DTT）	1 μl
稀释的脱氧核苷酸混合液	2 μl
dATP	0.5 μl
稀释的测序酶（1∶8）	2 μl
总计	15.5 μl

（6）链终止反应：将标记反应液各 3.5 μl 分别转移到每个双脱氧核苷酸终止管（提前预热）中，混匀后继续 37℃孵育 5 分钟后，加入 4 μl 终止反应液（甲酰胺 950 g/L，EDTA 20 mmol/L，溴酚蓝 0.5 g/L，二甲苯蓝 FF 0.5 g/L），终止反应。

（7）聚丙烯酰胺凝胶电泳分离测序反应产物。

（8）放射自显影：根据泳道的编号和每个泳道中 DNA 带的位置直接从自显影图谱上读出与模板链互补的新链序列。

六、实验结果

观察聚丙烯酰胺凝胶电泳分离 16S rRNA 基因测序反应产物的图像。

七、注意事项

放射自显影过程要在暗室中进行，曝光时间会因核素的强弱而有所调整。

八、实验报告

描述聚丙烯酰胺凝胶电泳分离 16S rDNA 基因测序反应产物图像的条带。

九、思考题

（1）16S rRNA 基因测序技术有哪些实际应用？

（2）与传统微生物鉴定技术相比，16S rRNA 基因测序技术有哪些优点和缺点？

实验二十七　变性梯度凝胶电泳

一、实验目的

掌握变性梯度凝胶电泳的原理、操作步骤及意义。

二、实验内容

以 PCR 扩增的目的基因的产物为模板，进行变性梯度凝胶电泳检测并分析结果。

三、实验原理

变性梯度凝胶电泳（Denaturing Gradient Gel Electrophoresis，DGGE）是根据 DNA 在不同浓度的变性剂中解链行为不同而导致电泳迁移率发生变化，从而将片段大小相同而碱基组成不同的 DNA 片段分开的技术。具体而言，就是将特定的双链 DNA 片段放在含有从低到高的线性变性剂梯度的聚丙烯酰胺凝胶中电泳，随着电泳的进行，DNA 片段向高浓度变性剂方向迁移，当它到达其变性要求的最低浓度的变性剂处时，双链 DNA 形成部分解链状态，这就导致其迁移速率变慢。由于这种变性具有序列特异性，因此 DGGE 能将同样大小的 DNA 片段很理想地分开。DGGE 现已广泛应用于生物多样性调查、亲缘关系鉴定、基因突变检测等多个领域。

四、实验材料

变性梯度凝胶电泳仪及相关仪器。

五、实验方法

1. 试剂配制

（1）40%（重量体积比）丙烯酰胺/N,N′－亚甲基双丙烯酰胺（bis-acrylamide）（37.5∶1）。配制方法见表 3－5。

表 3－5　40%**丙烯酰胺/N,N′－亚甲基双丙烯酰胺的配制方法**

成　　分	用　　量
丙烯酰胺（acrylamide）	38.93 g
N,N′－亚甲基双丙烯酰胺（bis-acrylamide）	1.07 g
加无菌蒸馏水至	100 ml

0.45 μm 滤器过滤，4℃备用。

（2）50×TAE 缓冲液。配制方法见表 3-6。

表 3-6　50×TAE 缓冲液的配制方法

成　分	用　量
Tris base（Amresco）	242 g
冰醋酸（acetic acid, glacial）	57.1 ml
0.5 mol/L 乙二胺四乙酸（EDTA），pH 值 8.0	100 ml
加无菌蒸馏水至	1000 ml

室温贮藏。

（3）40%DGGE 变性溶液（胶浓度 8%）。配制方法见表 3-7。

表 3-7　40%DGGE 变性溶液（胶浓度 8%）的配制方法

成　分	用　量
40%丙烯酰胺/N,N′-亚甲基双丙烯酰胺溶液	20 ml
50×TAE 缓冲液	2 ml
甲酰胺（去离子）	16 ml
尿素	16.8 g
加蒸馏水至	100 ml

0.45 μm 滤器过滤，4℃棕色瓶储存备用，可保存约 1 个月。

（4）60%DGGE 变性溶液（胶浓度 8%）。配制方法见表 3-8。

表 3-8　60%DGGE 变性溶液（胶浓度 8%）的配制方法

成　分	用　量
40%丙烯酰胺/N,N′-亚甲基双丙烯酰胺溶液	20 ml
50×TAE 缓冲液	2 ml
甲酰胺（去离子）	24 ml
尿素	25.2 g
加无菌蒸馏水至	100 ml

0.45 μm 滤器过滤，4℃棕色瓶储存备用，可保存约 1 个月。

（5）过硫酸铵（APS）贮存液（10%）：称取过硫酸铵 0.1 g，加水至 1 ml，-20℃保存，可储存一周。分装可以长时间冻存。

（6）2×上样缓冲液（2×gel loading dye）。配制方法见表 3-9。

表 3-9　2×上样缓冲液的配制方法

成　分	体　积
2%溴酚蓝（bromophenol blue）	0.25 ml
2%二甲苯青（xylene cyanol）	0.25 ml

成 分	体 积
100%甘油（glycerol）	7 ml
无菌蒸馏水	2.5 ml

室温保存。

（7）1×TAE缓冲液：将50×TAE缓冲液用蒸馏水稀释50倍，即为1×TAE缓冲液。

（8）染液（dye solution）：分别称取溴酚蓝（bromophenol blue）0.05 g和二甲苯青（xylene cyanol）0.05 g，用1×TAE缓冲液定容至10 ml，室温储存。

（9）核酸染料溴化乙锭（Ethidium Bromide，EB）：用水配制成10 mg/ml的贮存液，室温保存在棕色瓶内，使用终浓度为0.5 μg/ml。

2. 主要步骤

（1）彻底清洁并干燥玻璃板，将海绵垫固定在制胶架上，把类似"三明治"结构的制胶板系统垂直放在海绵上方，用分布在制胶架两侧的螺栓固定好制胶板系统，短玻璃的一面朝向实验操作者。注意：两玻璃板和plate应在同一平面上，防止漏胶。

（2）将短的塑料管（接针头）与"Y"形管相连，两根长的塑料管则与小套管相连，并与30 ml的注射器相连接。

（3）在两个注射器上分别标记"高浓度"与"低浓度"，并安装相关的配件。

（4）反时针方向旋转凸轮到起始位置，为设置理想的传送体积，旋松体积调整旋钮。将体积设置显示装置调整到目标体积，旋紧体积调整旋钮。如16 cm×16 cm gels（1 mm）：设体积调整装置到14.5 ml的位置。注意：注射器里胶体体积应略大于体积设置显示装置设定值，以保证足量胶进入"三明治"结构中。

（5）取40%和60%聚丙烯酰胺溶液各约16 ml，每管分别加入15 μl N,N,N′,N′-四甲基乙二胺（TEMED），150 μl 10%APS，高浓度中加入300 μl染液，上下颠倒混匀。

（6）用连有聚乙烯管标有"高浓度"的注射器吸取所有高浓度的胶，对于低浓度的胶操作同上。

（7）通过推动注射器推动杆小心赶走气泡并轻柔地晃动注射器，推动溶液到聚丙烯管的末端。注意不要将胶液推出管外，这样会造成溶液的损失，可能导致最后凝胶体积不够。

（8）分别将高浓度、低浓度注射器放在梯度传送系统的相应侧，固定好。注意：这里一定要把位置放正确，再将注射器的聚丙烯管同"Y"形管相连。

（9）轻柔并稳定地旋转凸轮来传送溶液，在这个步骤中最关键的是要保持恒定匀速且缓慢地推动凸轮，以使溶液恒速地进入到"三明治"式的凝胶板中。

（10）插入梳子，避免产生气泡，静置约2小时使凝胶充分聚合，并把电泳控制装置打开，预热电泳缓冲液（1×TAE）到58℃。注意：大梳子全部插入，小梳子留

4 mm左右；有气泡时轻轻上下提插梳子直到气泡消失；加速度（ramp rate）设置到最大值200℃/h，加快加热速度；缓冲液不重复使用，否则将影响迁移速率和条带分辨率。

（11）迅速清洗用完的设备。

（12）待胶聚合完全后，将整套装置置于已加热好的电泳缓冲液中，用移液枪吸取缓冲液清洗点样孔。

（13）将PCR产物与2×上样缓冲液混合（1∶1）均匀上样。大梳子加样25 μl，小梳子20 μl。

（14）在58 V电压下，58℃，电泳12~16小时。

（15）电泳完毕后，关掉各种开关，冷却1分钟后，取出加热器。先拨开一块玻璃板，然后将胶放入盘中［盘中染液500 ml 1×TAE中加入50 μl 10 mg/ml的溴化乙锭染液(0.5 μg/ml)］，摇荡染色15分钟。

（16）倒掉染液，用水冲洗两次，拍照。

（17）使用Bio-Rad公司的投射扫描仪扫描获取凝胶图像。

（18）采用Bio-Rad公司的Image Lab软件对DGGE的指纹图谱进行分析。首先对图谱进行初步优化处理，即基本背景的排除和噪点消除，然后依次通过识别和调整泳道、识别和调整条带以及对条带进行配对三个步骤，对图谱中的条带进行半定量分析，作出条带强度示意图。泳道上较粗较黑的条带则DNA密度较大，而较细较淡的条带则密度较小；凝胶上电泳条带越多，说明细菌的种群数越多；某条带信号越强，则代表该条带对应的细菌数量越多。还可进一步获得泳道间的对比分析结果，主要包括泳道对比图、系统进化树、相似性矩阵图、相似性分析等信息。

3. 切胶回收及序列测定

将DGGE凝胶置于紫外分析仪照射下进行DNA条带切割，所切DNA条带胶块分别放入无菌EP管中，加入20 μl DEPC水，枪头捣碎凝胶，于−4℃过夜，用不含GC环引物进行PCR，琼脂糖凝胶电泳检测，−20℃冻存，送公司进行测序。若过夜后不立即进行PCR，可先将液体吸出，−20℃冻存。

六、实验结果

得到变性梯度凝胶电泳的图像，并分析测序结果。

七、注意事项

（1）装好制胶板之后需进行密封性测试，如出现漏水现象，需要重新装板。

（2）用注射器进行注胶过程中应尽量保证匀速注射，以保证每一层胶的浓度大体一致。

八、实验报告

PCR扩增产物变性梯度凝胶电泳图像的绘制以及条带结果的分析。

九、思考题

（1）相比于琼脂糖凝胶电泳，变性梯度凝胶电泳的优点有哪些？

（2）变性梯度凝胶电泳没有跑出 DNA 条带的原因有哪些？

实验二十八　反应板微量快速生化实验

一、实验目的

规范反应板微量快速生化实验的实验方法，保证实验的正确性和数据的准确性。

二、适用范围

本规程适用于微生物的反应板微量快速生化实验。

三、工作职责

微生物资源组有关人员负责按照本规程进行反应板微量快速生化实验。

四、操作规程

（1）实验器材：用于反应板微量快速生化实验的一次性塑料"U"形微孔反应板，96 孔或 48 孔微孔反应板均可。同时需要磷酸盐缓冲液（PBS）、无菌棉签、巴氏吸管或微量加样器、小试管。

（2）刮取平板琼脂表面的菌落，用 PBS 配制成每毫升含 20 亿左右菌的液体。

（3）用巴氏吸管或微量加样器取待测细菌的细菌悬液分别加入反应板微孔中，每孔 1 或 2 滴。

（4）根据待测细菌的形态及染色性选择适当的鉴定系列生化基质，分别加入含有细菌悬液的微孔中（每孔 1 或 2 滴）。加样完毕后置微型振荡器上振摇 30 秒左右。

（5）将反应板加盖一玻璃板，置 37℃普通孵箱中，4～24 小时后取出，观察结果。

（6）糖、醇发酵产酸实验加 BM（溴麝香草酚蓝－甲基红，BTB－MR）指示剂。指示剂加入后呈红色或黄色为阳性反应，呈绿色或蓝色为阴性反应。其他观察结果见表 3－10。

表 3－10　反应板微量快速生化实验名称、试剂及结果

实验名称（缩写）	基质	指示剂	结　　果
糖、醇发酵	糖或醇液	BM	红色（＋＋）、黄色（＋）、绿色（－）
产生吲哚（IND）	色氨酸基质液	Zhrlich 试剂	红色（＋）、无色（－）
还原硝酸盐（NAT）	硝酸盐基质液	A 液：5％α-萘胺溶液 B 液：0.8％对氨基苯磺酸液	红色（＋）、无色（－）
产生脲酶	尿素酚红液	—	红色（＋）、黄色（－）

实验名称（缩写）	基质	指示剂	结 果
产生β-半乳糖苷酶（ONPG）	ONPG基质液	—	黄色（＋）、无色（－）
水解精氨酸（APH）	精氨酸基质液	Nessle试剂	红色（＋）、黄色（－）
水解七叶苷（ESC）	七叶苷基质液	—	黑色（＋）、无色（－）
水解淀粉（STA）	可溶性淀粉培养基	革兰碘液	浅黄色（＋）、紫蓝色（－）、
水解明胶（GEL）	明胶碳粉培养基	—	碳粒沉于管底（＋）、碳粒和明胶混合（－）
水解马尿酸盐（HIP）	马尿酶钠基质液	12%FeCO₃试剂	褐色絮状沉淀（＋）、无沉淀或沉淀易溶解（－）
产生硫化氢（H₂S）	硫代硫酸钠培养基	—	黑色（＋）、不变色（－）
产生触酶（CA）	甘露醇溶液	新鲜配制的3%H₂O₂	产生明显气泡（＋）、无气泡或产生少量气泡（－）
产生氧化酶（OX）	—	A液：1%α-萘酚乙醇液 B液：1%对氨基二甲基苯胺草酚盐	2分钟内出现蓝色（＋）、不变色（－）

（7）注意事项。

①阳性和阴性对照。

阳性和阴性对照对生化实验的可靠性很重要，可借此排除假阳性或假阴性结果。阳性对照根据鉴定系列选择模式株或参考菌株做平行对照实验，实验方法与正式实验相同。阴性对照用无菌的PBS代替菌悬液，然后加入各种生化基质，其他操作与正式实验相同。

②细菌浓度对实验结果的影响。

细菌浓度对实验结果影响较大。浓度低可导致假阴性结果，其原因是细菌预成酶活性因细菌量少而相应降低。最佳的细菌实验浓度是麦氏浊度管第7管和第8管（细菌量相当于$2.1 \times 10^{10} \sim 2.4 \times 10^{10}$/ml），如细菌浓度略低可适当延长酶反应时间。

③酶反应时间与菌种的关系。

酶反应时间因不同菌种有所差异。拟杆菌、不产黑色素的普雷沃菌和放线菌在放置孵育箱4~6小时后，即可观察生化实验结果。但产黑色素的细菌和口腔链球菌、乳杆菌以12小时或过夜孵育后观察结果最清晰，超过24小时后观察可出现假阳性。

④待测细菌标本放置时间与结果的关系。

待测细菌标本的放置时间与结果也有一定相关性，预成酶生化实验以新鲜的24~48小时的培养物为宜。如标本不能立即做生化实验，可将其放置于4℃冰箱内，时间最好不超过96小时。因细菌的酶活性随着放置时间延长而逐渐降低，甚至可能导致实验出现假阴性结果。

⑤ 预成酶微量生化实验培养基的选择。

预成酶微量生化实验的细菌培养基最好选择不加血的非选择营养琼脂，如 BHI 琼脂和 TS 琼脂。选择培养基或加血的非选择培养基的培养物通常因产酸过多导致糖、醇发酵实验呈假阳性结果，特别典型的是产生大量乳酸的乳杆菌选择培养基的培养物和变异链球菌的 MS 琼脂培养物。

五、结果记录

细菌反应板微量快速生化反应鉴定原始记录表电子文档。

实验二十九 全自动微生物鉴定仪

微生物的鉴定和药敏分析在抗生素的合理使用中扮演着关键的角色。恰当的治疗方案依赖于可靠的微生物鉴定结果。近年来，在控制院内获得性感染方面，微生物鉴定的作用已显得更加突出。持续增多的细菌耐药性不断地挑战着目前的抗生素治疗方案。只有尽早检出耐药才可能采取积极的措施并调整治疗方案。梅里埃全自动微生物分析系统Vitek 2 Compact 是目前世界上最先进、自动化程度最高的细菌鉴定仪器之一，已被许多国家认定为细菌最终鉴定设备。该系统有较高的特异性、敏感性和重复性，同时还具有操作简便、检测速度快的特点，绝大多数细菌的鉴定在 2~18 小时内即可得出结果，并可对药敏结果进行修正，具有以细菌的最小抑菌浓度（Minimal Inhibitory Concentration，MIC）为基础的高级专家系统和全面的细菌抗生素表型鉴定功能。该系统可提供 7 种微生物的鉴定卡和 3 大类微生物的药敏分析卡。

一、操作规程

1. 卡片选择

全自动微生物鉴定仪可提供 7 种微生物鉴定卡，分别是 GP 卡（革兰阳性菌鉴定卡）、GN 卡（革兰阴性菌鉴定卡）、NH 卡（奈瑟菌－嗜血杆菌鉴定卡）、ANC 卡（厌氧菌－棒状杆菌鉴定卡）、YST 卡（酵母菌鉴定卡）、BCL 卡（需氧芽胞杆菌鉴定卡）和 CBC 卡（棒状杆菌鉴定卡）。另外，Vitek 2 系统还可以提供 3 大类微生物药敏分析卡，分别是 AST－GN 类（革兰阴性菌药敏实验）、AST－GP 类（革兰阳性菌药敏实验）和 AST－YST 类（酵母菌药敏实验）。

2. 菌悬液配制及稀释

（1）悬浮液：0.45％NaCl 溶液，pH 值 4.5~7.2。

（2）菌悬液浓度及 Vitek 2 Compact 上机前的细菌培养要求见表 3－11、表 3－12。

表 3－11 菌悬液浓度

鉴定卡	GN	0.5~0.63 麦氏单位
	GP	0.5~0.63 麦氏单位
	NH	2.7~3.3 麦氏单位
	YST	1.8~2.2 麦氏单位
	ANC	2.7~3.3 麦氏单位
	CBC	2.7~3.3 麦氏单位
	BCL	1.8~2.2 麦氏单位
药敏卡	AST－GN	3.0 ml 盐水+145 μl 0.5~0.63 麦氏单位
	AST－GP	3.0 ml 盐水+280 μl 0.5~0.63 麦氏单位
	AST－YST	3.0 ml 盐水+280 μl 1.8~2.2 麦氏单位

表 3-12　**Vitek 2 Compact 上机前的细菌培养要求**

菌种	接种物的浊度	卡片	培养要求
革兰阴性杆菌	0.5～0.63 McF	GN AST-GN	使用 TSAB/CBA/MAC 上的菌落，35～37℃，需氧，无 CO_2，培养 18～24 小时
革兰阳性菌	0.5～0.63 McF	GP AST-GP	使用 TSAB/CBA 上的菌落，35～37℃，需氧，培养 18～24 小时 链球菌：5%～10% CO_2 葡萄球菌：无 CO_2
酵母菌	1.8～2.2 McF	YST AST-YST	使用 SDA/TSAB/CHBA/CBA/TSA/CPS ID3 上的菌落，35～37℃，需氧培养 18～72 小时，无 CO_2
奈瑟菌 嗜血菌 弯曲菌 其他苛氧菌	2.7～3.3 McF	NH	弯曲菌：使用 TSAB 上的菌落，35～37℃，微需氧培养 18～24 小时 其他苛氧菌：使用 CHOC/CHOC PVX 上的菌落 5%～10% CO_2，35～37℃，需氧，培养 18～24 小时
厌氧菌 棒状杆菌	2.7～3.3 McF	ANC	棒状杆菌：使用 CBA/CAN/TSAB/TSAHB 上的菌落，35～37℃，CO_2 或非 CO_2，培养 18～24 小时 厌氧菌：使用 CBA/CDC/BRU/CHBA/TSAB/TSAHB 上的菌落，35～37℃，厌氧，培养 18～72 小时

注：TSA：胰酶大豆琼脂；TSAB：胰酶大豆琼脂＋5%羊血；CBA：哥伦比亚羊血琼脂；CHBA：哥伦比亚马血琼脂；MAC：麦康凯琼脂；CPS ID3：尿标本产色鉴定平板；SDA：沙保弱葡萄糖琼脂；CAN：哥伦比亚 CAN 琼脂＋5%羊血；CDC：CDC 厌氧琼脂＋5%羊血；BRU：Brucella 布氏琼脂＋5%羊血，血红素，维生素 K，CHOC：巧克力琼脂；CHOC PVX：Chocolate ployvitex；TSAHB：胰酶大豆琼脂＋5%马血。

3. 细菌鉴定及药敏分析

（1）18～24 小时分纯细菌（新鲜菌）。

（2）根据细菌选卡片（参照表 3-12）。

（3）使用前将卡片和盐水瓶从冰箱中取出，室温放置 15～20 分钟，充分复温。

（4）在载卡架上放一次性塑料试管（注意：必须使用厂家配套提供的塑料管），每管中加入 3 ml 0.45%NaCl 溶液。

（5）用比浊仪校正管（Ref 93059）校正比浊仪，测定的数值应在规定范围内。

（6）按表 3-11 的建议配制菌悬液，并用比浊仪测定菌液浓度；如同时做药敏实验，应按表 3-12 的建议进行稀释并混匀。

（7）将卡片按顺序放在载卡架上，输样管插入菌液管中。药敏卡应放在配对鉴定卡的后面。

（8）进入 Vitek 2 Compact 应用软件主界面。扫描载卡架条码（或直接选取卡架号）。扫描试卡条码，将鉴定试卡与药敏试卡链接，并输入样本信息。

（9）将载卡架放入仪器的填充仓，按"充入"键，70 秒左右填充完毕（注意：在菌悬液调制完毕后应保证在半小时内放入填充仓进行填充）。

填充完毕后，仪器的蓝色指示灯闪亮，将载卡架取出并放入装载仓（注意：在填充完毕后，需要在 10 分钟以内将载卡架由填充仓转移到装载仓）。仪器自动扫描条码，审核所有输入的卡片信息是否正确，确认无误后自动进行封口和上卡。操作完成后，仪器口的蓝色箭头闪亮，此时从装载仓取出载卡架。

（10）仪器每隔 15 分钟自动阅读孵育仓内所有卡片，并将数据传入英文工作电脑，电脑分析所有数据并给予结果，确认无误后结果可传至中文电脑，由操作者认可并发放临床报告。

（11）已完成的卡片由仪器自动卸载入废卡箱。

二、结果处理

1. 细菌鉴定结果

（1）鉴定卡的结果：一般仅给出单一结果，无须进行补充实验。电脑主机浏览结果时，可给出结果的可信度评估。单一良好结果可直接传输到数据库（设置选择为 enabling long-term data storage）和中文软件中（在打开 "demoless" 模式设置并保证中文软件通讯端口打开的情况下），并长期储存。

（2）如果给出两个及两个以上结果，仪器会做出提示或要求进行补充实验，请按注释进行补充实验，选择正确的鉴定结果，并将结果传输。

（3）不能鉴定或无法确定的结果，请查找原始分离平板，确认所分离细菌是否为纯培养，必要时重新分离并重新进行鉴定实验。

2. 药敏结果

（1）如果同时进行鉴定和药敏实验，细菌鉴定结果会自动添加到药敏卡上；否则需手工添加细菌名称到药敏卡信息中。

（2）如果有专家系统评语出现，则应按操作规程对药敏结果做适当修改并确认最终结果。

（3）如果有浏览信息出现，应按程序处理浏览信息并确认最终结果。

（4）上述步骤处理完毕，结果会自动传输到 LSN 数据库中。

三、卡片使用注意事项

（1）只供体外诊断使用。

（2）如果菌悬液浓度不在 VITEK© 2 DensiCHEK™ Plus 的适当区内，可能会影响卡片性能。

（3）不得使用超过失效期的卡片，失效期见内层包装。

（4）应以未开封的内层包装保存卡片，如果保护性内层包装有破损或包装内没有干燥剂，不得使用卡片。

（5）打开内层包装前，请等待卡片达到室内温度。

（6）不得使用带有粉末的手套，粉末可能会影响光学读数头。

（7）如果使用非推荐类型培养基，必须由客户实验室予以验证，确保其具有可接受的性能。

（8）选择要接种的鉴定卡之前，应该实施革兰染色，以确定细菌的革兰反应和形态。

（9）与 VITEK© 2 Systems 一起使用时，只能按适用用途使用。

（10）请勿使用玻璃试管，只能使用透明塑料（聚苯乙烯）试管。试管的标准直径会有所差异。小心地将试管放入载卡架上。如果遇到阻力，请予以废弃，另选一个无须用力即可插入的试管。

第四章　口腔微生物药物敏感实验

实验三十　液体稀释法

一、实验目的

（1）了解液体稀释法测定抗生素的原理与方法。
（2）掌握液体稀释法的操作步骤。

二、实验内容

利用液体稀释法测定红霉素对变异链球菌的最小抑菌浓度（MIC）及最小杀菌浓度（Minimal Bactericidal Concentration，MBC）。

三、实验原理

液体稀释法是药敏实验中最常用的一种方法，以液体培养基将抗菌药物做不同浓度的稀释，然后接入待检菌，定量测定抗菌药物对待测菌的 MIC 及 MBC。该方法常用于测定抗菌药物在体外抑制细菌生长的效力。液体稀释法药物敏感实验的结果重复性好，简便易操作，而且可以实现高通量测试，评价药物的抑菌性能。这是抗菌药物最基本的药效学数据，为临床治疗及新药研发提供了有价值的实验基础。

四、实验材料

（1）变异链球菌液体培养物。
（2）抗菌药物：红霉素。
（3）BHI 培养基、96 孔板、无菌吸头、移液器、比浊仪等。

五、实验方法

1. 变异链球菌菌悬液制备

（1）将处于对数生长期的变异链球菌液体培养物充分振荡混匀，利用比浊仪测定变异链球菌菌液的浓度。

（2）用 BHI 液体培养基稀释变异链球菌菌液至 2×10^6 CFU/ml。

（3）将稀释好的变异链球菌菌液加入 96 孔板的微孔里（A1～A12,B1～B12,C1～C12），每孔 100 μl。

2. 红霉素

（1）利用 BHI 液体培养基溶解红霉素，配制 512 $\mu g/ml$ 的母液，0.22 μm 的无菌滤膜过滤除菌。

（2）用无菌 BHI 液体培养基对 512 $\mu g/ml$ 的红霉素母液进行 2 倍梯度稀释，至浓度为 1 $\mu g/ml$。

3. 抗菌测定

（1）将稀释好的 100 μl 红霉素溶液加入到 96 孔板中的菌液中（A1～A10，B1～B10，C1～C10），A11（B11，C11）与 A12（B12，C12）加入空白 BHI 液体培养基，作为无药对照。在 A1～A10（B1～B10，C1～C10）中红霉素的终浓度为 0.5～256 $\mu g/ml$。

（2）将处理好的 96 孔板放入厌氧培养箱进行兼性厌氧培养 24 小时。

（3）取出 96 孔板，观测无药对照生长情况以及各孔的细菌生长情况，测定 OD_{600} 读数，确定 MIC。

（4）将无药对照孔以及大于 MIC 的各个孔内的培养物吹吸混匀，并吸取 100 μl 涂布在 BHI 固体培养板上，板上注明红霉素浓度，放入厌氧培养箱进行兼性厌氧培养 24 小时。

（5）计算 BHI 固体培养板上的菌落，跟无药对照组相比，少于 99.9% 的菌落所对应的红霉素最低浓度即为 MBC。

六、实验结果

红霉素对变异链球菌的 MIC 及 MBC。

七、注意事项

（1）抗菌实验一般需要做三个平行。
（2）选择培养基及培养条件时，应选用有利于待测菌生长的培养基及培养条件。

八、实验报告

详细描述变异链球菌对红霉素的敏感性测定，计算 MIC 及 MBC。

九、思考题

（1）液体稀释法测定细菌的 MIC 及 MBC 有何临床意义？
（2）液体稀释法测定细菌对抗菌药物的敏感性为何要重复三次并设置无药对照？对于某些细菌为何还需设置已知抗生素的正对照？
（3）液体稀释法测定细菌对抗菌药物的敏感性需要注意什么？

实验三十一　琼脂稀释法

一、实验目的

（1）了解琼脂稀释法测定抗菌药物的原理与方法。
（2）掌握琼脂稀释法的操作步骤。

二、实验内容

利用琼脂稀释法测定红霉素对变异链球菌的最小抑菌浓度（MIC）。

三、实验原理

琼脂稀释法是指将不同剂量的抗菌药物加入融化并冷却至 50℃ 左右的定量琼脂培养基中，制成含不同递减浓度抗菌药物的平板，接种待测菌，孵育后观察细菌生长情况，以抑制细菌生长的琼脂平板所含最低药物浓度为 MIC。本法的优点是可在一个平板上同时做多株细菌的 MIC 测定，结果可靠，易发现污染菌。

四、实验材料

（1）变异链球菌液体培养物。
（2）抗菌药物：红霉素。
（3）BHI 固体培养基、无菌吸头、移液器、无菌平皿、比浊仪等。

五、实验方法

1. 变异链球菌菌悬液制备

（1）将处于对数生长期的变异链球菌液体培养物充分振荡混匀，利用比浊仪测定变异链球菌菌液的浓度。

（2）用 BHI 液体培养基稀释变异链球菌菌液至 1×10^8 CFU/ml，备用。

2. 含抗菌药物平板制备

（1）将红霉素溶解到无水乙醇中，配制成 30 mg/ml 的贮存液，并用无水乙醇进行 2 倍梯度稀释。

（2）将 BHI 固体琼脂培养基融化，并分装到 11 支 50 ml 无菌离心管中，每管 40 ml，冷却至 50℃ 左右。

（3）将梯度稀释的红霉素分别加入分装的 BHI 琼脂培养基内，每管加入 160 μl，小心混匀，形成红霉素浓度从 120 μg/ml 开始的 2 倍梯度稀释的固体琼脂，标记好各管的红霉素浓度；第 11 管加入等体积乙醇作为无药对照。

（4）将配制好的含抗菌药物的 BHI 琼脂培养基倾倒在无菌平皿中，每管倾倒 2～3 个平皿，冷却至琼脂培养基凝固，平皿标记对应的红霉素浓度。

3. 抗菌测定

（1）将配制好的变异链球菌菌悬液 100 μl 均匀涂布在平板上。

（2）将涂布好的平板放入厌氧培养箱进行兼性厌氧培养 24 小时。

（3）取出平板，观测无药对照平板上细菌生长情况、不同浓度药物平板上细菌生长情况，确定 MIC。

六、实验结果

红霉素对变异链球菌的 MIC。

七、注意事项

（1）固体琼脂培养基需冷却至 50℃左右，再加入抗菌药物。

（2）注意操作速度，防止操作过慢导致琼脂培养基提前凝固。

（3）应选用有利于待测菌株生长的培养基及培养条件。

八、实验报告

详细描述变异链球菌对红霉素的敏感性测定，计算 MIC。

九、思考题

（1）琼脂稀释法测定细菌的 MIC 有何临床意义？

（2）琼脂稀释法测定细菌对抗菌药物的敏感性为何要等琼脂培养基冷却至 50℃左右？

（3）琼脂稀释法和液体稀释法测定抗菌药物敏感性有何优势及劣势？

实验三十二　纸片扩散法

一、实验目的

（1）了解纸片扩散法测定抗菌药物的原理与方法。
（2）掌握纸片扩散法的操作步骤。

二、实验内容

利用扩散法测定红霉素对变异链球菌的最小抑菌浓度（MIC）。

三、实验原理

将含有定量抗菌药物的纸片（药敏纸片）贴在已接种待检菌的琼脂平板表面的特定部位。药物借其分子的扩散力向周围琼脂扩散，形成了随着离纸片距离加大，琼脂中的药物浓度逐渐减少的浓度梯度。当纸片周围一定区域琼脂内的药物浓度高于抑制待测菌所需浓度时，则该区域内细胞不能生长，形成透明抑菌圈。抑菌圈的大小可以反映待测菌对测定药物的敏感程度，抑菌圈越大，说明该菌对此药物越敏感。可制备多种药物的纸片对同一种细菌进行测试。

四、实验材料

（1）变异链球菌液体培养物。
（2）抗菌药物：红霉素。
（3）BHI固体培养基、无菌吸头、移液器、无菌平皿、比浊仪等。

五、实验方法

1. 变异链球菌测试平板制备

（1）将处于对数生长期的变异链球菌液体培养物充分振荡混匀，利用比浊仪测定变异链球菌菌液的浓度。
（2）用BHI液体培养基稀释变异链球菌菌液至1×10^8 CFU/ml。
（3）吸取100 μl配制好的变异链球菌菌悬液，均匀涂布在BHI固体琼脂平板上。

2. 含抗菌药物纸片制备

（1）将红霉素溶解到无水乙醇中，配制成1 mg/ml的贮存液，并用无水乙醇进行2倍梯度稀释。
（2）用打孔器将滤纸制成直径约为6 mm的纸片，并分装成小包，干热灭菌备用。
（3）用梯度稀释红霉素溶液分别浸泡纸片，使纸片充分吸收溶液，每个浓度制作

3张以上的纸片，并将纸片烘干，形成不同浓度梯度递减的含药纸片；准备3张以上的纸片，用无水乙醇浸泡并烘干，作为无药对照。

　　3. 抗菌测定

　　(1) 在已涂布变异链球菌的琼脂平板表面等距离贴上含药纸片，每个平板可贴多张纸片。

　　(2) 将涂布好的平板放入厌氧培养箱进行兼性厌氧培养24小时。

　　(3) 取出平板，观测无药对照纸片周围细菌的生长情况，不同浓度药物纸片周围抑菌圈形成情况，精确测量抑菌圈大小。

六、实验结果

记录不同浓度红霉素纸片周围抑菌圈大小。

七、注意事项

(1) 各组纸片的直径大小应一致。
(2) 含药纸片需烘干。
(3) 应选用有利于测试菌株生长的培养基及培养条件。

八、实验报告

详细描述变异链球菌对红霉素的敏感性测定，记录不同浓度下抑菌圈的大小。

九、思考题

(1) 纸片扩散法测定细菌的 MIC 有何临床意义？
(2) 纸片扩散法测定药物敏感性时应注意什么？
(3) 纸片扩散法与琼脂稀释法及液体稀释法测定抗菌药物敏感性相比有何优势及劣势？

附录一　口腔微生物培养常用培养基的配制

一、牛心脑浸液培养基

牛心脑浸液培养基（BHI 培养基）可用于口腔菌群分离基础培养，需氧菌和厌氧菌均能在其上良好生长。BHI 培养基的组成见附表 1。

附表 1　BHI 培养基的组成

成　分	含　量
牛心浸出液	25 ml
牛脑浸出液	20 ml
胰蛋白胨	1.0 g
酵母粉	5.0 g
盐酸半胱氨酸溶液	0.4 ml
VPI 盐溶液	5.0 ml
0.1% 刃天青溶液	5.0 ml
葡萄糖	0.2 g
加蒸馏水至	100 ml

上述成分充分混合后高温（121℃）高压灭菌 15 分钟，放置在 4℃冰箱内保存。现在市场上有 BHI 粉，100 ml 水中加入 3.7 g BHI 粉即可配制成 BHI 培养基。

二、牛心脑浸液琼脂培养基

牛心脑浸液琼脂培养基（BHI 琼脂培养基）是指在 BHI 培养基中加入琼脂，使之变成固体培养基。牛心脑浸液琼脂培养基的组成见附表 2。

附表 2　牛心脑浸液琼脂培养基的组成

成　分	含　量
BHI 液体培养基	100 ml
琼脂	1.8~2.0 g

在 BHI 液体培养基的配方中加入 1.8~2.0 g 琼脂，充分混匀后高温（121℃）高压

灭菌 15 分钟，倾注于平板上备用。

三、牛心脑浸汁－辅助琼脂培养基

牛心脑浸汁－辅助琼脂培养基（BHI－S 琼脂培养基）是指在 BHI 琼脂培养基中加入氯化血红素－维生素 K_1 和脱纤维蛋白动物血。该培养基营养丰富，可用于大多数口腔细菌的培养。BHI－S 琼脂培养基的组成见附表 3。

附表 3 BHI－S 琼脂培养基的组成

成 分	含 量
BHI 琼脂培养基	100 ml
氯化血红素－维生素 K_1	1 ml
脱纤维蛋白动物血	5～10 ml

将 BHI 琼脂培养基融化后冷却至 50℃ 左右，加入氯化血红素－维生素 K_1 和脱纤维蛋白动物血，混匀后倾注于平板上。

四、胰蛋白胨大豆肉汤培养基

胰蛋白胨大豆肉汤培养基（TSB 培养基）营养较丰富，可作为厌氧菌的分离培养基。TSB 培养基的组成见附表 4。

附表 4 TSB 培养基的组成

成 分	含 量
胰蛋白胨	1.5 g
大豆蛋白胨	0.5 g
氯化钠	0.5 g
加蒸馏水至	100 ml

上述成分充分混合后高温（121℃）高压灭菌 15 分钟，放置在 4℃ 冰箱内保存。

五、胰蛋白胨水解物－大豆琼脂培养基

胰蛋白胨水解物－大豆琼脂培养基（TS 琼脂培养基）是一种厌氧菌分离培养基，可用于口腔菌群的基础培养基，用途与 BHI 琼脂培养基相似。TS 琼脂培养基的组成见附表 5。

附表 5 TS 琼脂培养基的组成

成 分	含 量
胰蛋白胨	1.5 g
大豆蛋白胨	0.5 g

成　分	含　量
酵母提取物	0.5 g
氯化钠	0.5 g
盐酸半胱氨酸溶液	0.4 ml
琼脂	1.8～2.0 g
加蒸馏水至	100 ml

上述成分混合加热溶解，高温（121℃）高压灭菌15分钟，倾注于平板上备用。

六、酵母浸出粉胨葡萄糖培养基

酵母浸出粉胨葡萄糖培养基（YPD培养基）主要用于酵母菌的培养。YPD培养基的组成见附表6。

附表6　YPD培养基的组成

成　分	含　量
酵母提取物	1.0 g
蛋白胨	2.0 g
D-葡萄糖	2.0 g
加蒸馏水至	100 ml

上述成分充分混合后高温（121℃）高压灭菌15分钟，放置在4℃冰箱内保存。

七、无氮基酵母氮源培养基

无氮基酵母氮源培养基（YNB培养基）也主要用于酵母菌的培养。YNB培养基的组成见附表7。

附表7　YNB培养基的组成

成　分	含　量
YNB粉	0.67 g
加蒸馏水至	100 ml

YNB培养基不能高温高压灭菌，一般经过滤消毒后保存。

八、普通血琼脂培养基

普通血琼脂培养基（BA培养基）主要用于口腔需氧菌和兼性厌氧菌的分离培养，也可作为耐氧菌的基础培养基。BA培养基的组成见附表8。

附表 8　BA 培养基的组成

成　分	含　量
牛肉膏	0.5~1.0 g
蛋白胨	1.0 g
酵母提取物	0.5 g
葡萄糖	1.0 g
磷酸二氢钾	2.0 g
氯化钠	0.5 g
琼脂	1.8~2.0 g
加蒸馏水至	100 ml

上述成分充分混合后，经高温（121℃）高压灭菌 15 分钟，冷却至 50℃左右加入 5％无菌脱纤维蛋白动物血，混合后倾注于平板上。

九、Gifu 厌氧培养基

Gifu 厌氧培养基（GAM）主要用于厌氧菌的培养。GAM 的组成见附表 9。

附表 9　GAM 的组成

成　分	含　量
胰蛋白胨	1.0 g
大豆蛋白胨	0.3 g
多价蛋白胨	1.0 g
肝浸液	10 ml
牛肉浸膏	5 ml
盐酸半胱氨酸	0.4 ml
酵母提取物	0.5 g
VPI 盐溶液	0.2 ml
葡萄糖	1.0 g
0.1％刀天青溶液	0.5 g
琼脂	1.8~2.0 g
巯基乙酸醇钠	0.03 g
加蒸馏水至	100 ml

上述成分充分混合，经高温（121℃）高压灭菌 15 分钟，冷却至 50℃左右加入 1 ml氯化血红素－维生素 K_1 溶液和 0.5 ml 脱纤维蛋白动物血，混匀后倾注于平板上。

十、轻唾琼脂培养基

轻唾琼脂培养基（MS 琼脂培养基）可用于选择性分离口腔链球菌，主要为 α-溶血或不溶血链球菌，如变异链球菌、唾液链球菌、血链球菌等。此培养基选择性较强，只有链球菌能在其上生长。MS 琼脂培养基的组成见附表 10。

附表 10　MS 琼脂培养基的组成

成　分	含　量
胰蛋白胨	1.0 g
胨	0.5 g
蔗糖	3～5 g
葡萄糖	0.1 g
无水（或三水）磷酸氢二钾	0.4（0.53）g
0.1%曲利苯蓝	7.5 ml
0.1%结晶紫	0.8 ml
琼脂	1.8～2.0 g
加蒸馏水至	100 ml

上述成分充分混合后，经高温（121℃）高压灭菌 15 分钟，加入 1‰亚碲酸钾溶液 0.2 ml，混匀后倾注于平板上。

十一、轻唾－杆菌肽琼脂培养基

轻唾－杆菌肽琼脂培养基（MSB 培养基）中含有杆菌肽，可抑制除变异链球菌外的其他口腔链球菌，因此常用于分离变异链球菌。MSB 培养基的组成见附表 11。

附表 11　MSB 培养基的组成

成　分	含　量
MS 琼脂培养基（蔗糖含量为 20%）	100 ml
200 U/ml 杆菌肽溶液	0.1 ml

将 MS 琼脂培养基融化后冷却至 50℃左右，加入 0.1 ml 200 U/ml 杆菌肽溶液，混匀后倾注于平板上。

十二、轻唾－磺胺二甲嘧啶琼脂培养基

轻唾－磺胺二甲嘧啶琼脂培养基（MS 磺胺琼脂培养基），也是变异链球菌的选择性培养基。MS 磺胺琼脂培养基的组成见附表 12。

附表 12 MS 磺胺琼脂培养基的组成

成　分	含　量
MS 琼脂培养基	100 ml
5％磺胺二甲嘧啶溶液	1 ml
1％亚碲酸钾溶液	0.28 ml

将 MS 琼脂培养基融化后冷却至 50℃左右，加入 5％磺胺二甲嘧啶溶液和 1％亚碲酸钾溶液，混匀后倾注于平板上。

十三、胰蛋白胨水解物－酵母提取物－半胱氨酸－蔗糖－杆菌肽琼脂培养基

胰蛋白胨水解物－酵母提取物－半胱氨酸－蔗糖－杆菌肽琼脂培养基，简称 TYCSB 琼脂培养基。近期报道该培养基为分离变异链球菌的最佳选择性培养基。TYCSB 琼脂培养基的组成见附表 13。

附表 13 TYCSB 琼脂培养基的组成

成　分	含　量
胰蛋白酶水解物	1.0 g
酵母提取物	0.5 g
盐酸半胱氨酸溶液	0.4 ml
蔗糖	20 g
无水（或三水）磷酸氢二钾	0.4 (0.53) g
琼脂	1.8～2.0 g
加蒸馏水至	100 ml

上述成分充分混合后，经高温（121℃）高压灭菌 15 分钟，冷却至 50℃左右，加入 200 U/ml 的杆菌肽溶液 0.1 ml，混匀后倾注于平板上。

十四、Rogosa 选择培养基

Rogosa 选择培养基 pH 值较低（5.5 左右），除乳杆菌外，其他口腔细菌均不能在其上生长，可作为分离乳杆菌的选择性培养基。Rogosa 选择培养基的组成见附表 14。

附表 14 Rogosa 选择培养基的组成

成　分	含　量
胰蛋白胨	1.0 g
酵母提取物	0.5 g
枸橼酸三铵	0.2 g

成　分	含　量
磷酸二氢钾	0.6 g
硫酸镁	0.5 g
硫酸锰	0.2 g
硫酸亚铁	0.04 g
乙酸钠	2.5 g
葡萄糖	2.0 g
冰醋酸	0.132 ml
琼脂	1.8~2.0 g
聚山梨酯 80	0.1 g
加蒸馏水至	100 ml

先将聚山梨酯 80 溶于少量蒸馏水中，琼脂溶于 40 ml 蒸馏水中，再将其他成分溶于 40 ml 蒸馏水中，最后将上述成分充分混合并加蒸馏水至 100 ml，混匀后经高温（121℃）高压灭菌 15 分钟，冷却至 50℃左右后倾注于平板上。

十五、Beigheor - Colman 选择培养基

Beigheor - Colman 选择培养基是在 BHI 培养基中加入抑制剂氟化钠和硫酸黏菌素，可作为放线菌的选择性培养基。Beigheor - Colman 选择培养基的组成见附表 15。

附表 15　Beigheor - Colman 选择培养基的组成

成　分	含　量
BHI 琼脂培养基	100 ml
聚乙烯吡咯烷酮	1.0 g
盐酸半胱氨酸溶液	0.4 ml
25 g/L 氟化钠溶液	1 ml
1 g/L 硫酸黏菌素溶液	0.5 ml
马血清	5 ml

前三种成分混合加热并溶解，经高温（121℃）高压灭菌 15 分钟，冷却至 50℃左右，加入无菌氟化钠溶液、硫酸黏菌素溶液和马血清，混匀后倾注于平板上。

十六、明胶－甲硝唑－硫酸镉选择培养基

明胶－甲硝唑－硫酸镉选择培养基（GMS 培养基）可作为放线菌的选择性培养基。GMS 培养基的组成见附表 16。

附表 16　GMS 培养基的组成

成　分	含　量
营养明胶琼脂	100 ml
2 g/L 硫酸镉溶液	1 ml
1 g/L 甲硝唑溶液	1 ml

前两种成分混合加热并溶解，经高温（121℃）高压灭菌 15 分钟，冷却至 50℃左右，加入无菌甲硝唑溶液，混匀后倾注于平板上。

十七、Tarozii 肉汤培养基

Tarozii 肉汤培养基为放线菌的最佳增菌培养基。Tarozii 肉汤培养基的组成见附表 17。

附表 17　Tarozii 肉汤培养基的组成

成　分	含　量
牛肉浸汁	50 ml
蛋白胨	1.2 g
氯化钠	0.3 g
磷酸氢二钾	0.2 g
加蒸馏水至	100 ml

上述成分充分混合后煮沸 10 分钟，冷却后校正 pH 值至 7.5，用螺旋管分装，每管 8 ml，然后加入 2 ml 巯基乙醇酸钠溶液（0.1%）和新鲜的豚鼠或牛肝片（2 cm×1 cm×1 cm 大小并用盐水洗干净），最后将螺旋管高温（121℃）高压灭菌 15 分钟后备用。

十八、韦荣菌选择培养基

韦荣菌选择培养基含有万古霉素，可用于选择分离专性厌氧的韦荣菌。韦荣菌选择培养基的组成见附表 18。

附表 18　韦荣菌选择培养基的组成

成　分	含　量
胰蛋白酶水解物	0.5 g
酵母提取物	0.1 g
巯基乙醇酸钠	0.075 g
50% 乳酸钠溶液	2.0～2.5 ml
聚山梨酯 80	0.1 g
琼脂	1.8～2.0 g
加蒸馏水至	100 ml

上述成分混合加热并溶解，经高温（115℃）高压灭菌 20 分钟，冷却至 50℃左右，加入 1 ml 万古霉素溶液（7.5 mg/L），混匀后倾注于平板上。

十九、拟杆菌选择培养基

常用的拟杆菌选择培养基是卡那霉素－万古霉素血琼脂培养基（KVB 琼脂培养基）。KVB 琼脂培养基的组成见附表 19。

附表 19　KVB 琼脂培养基的组成

成　　分	含　　量
BHI 琼脂培养基	100 ml
氯化血红素－维生素 K_1 溶液	1 ml
卡那霉素贮存液	1 ml
万古霉素贮存液	1 ml
脱纤维蛋白动物血	5 ml

将 BHI 琼脂培养基加热融化，待冷却至 50℃左右后，加入无菌氯化血红素－维生素 K_1 溶液、卡那霉素贮存液、万古霉素贮存液、无菌脱纤维蛋白动物血，充分混匀后倾注于平板上。

二十、拟杆菌胆汁七叶苷琼脂培养基

拟杆菌胆汁七叶苷琼脂培养基（BBE 琼脂培养基）是脆弱拟杆菌群的选择性培养基和鉴别培养基。由于七叶苷的降解，菌落周围呈现黑色晕圈。BBE 琼脂培养基的组成见附表 20。

附表 20　BBE 琼脂培养基的组成

成　　分	含　　量
BHI 琼脂或 TS 琼脂培养基	100 ml
5 g/L 氯化血红素溶液	0.2 ml
40 g/L 庆大霉素溶液	0.25 ml
牛胆盐	2 g
七叶苷	0.1 g
枸橼酸铁铵	0.05 g

将 BHI 琼脂或 TS 琼脂培养基加热融化并加入牛胆盐、七叶苷和枸橼酸铁铵，充分混合后高温（115℃）高压灭菌 20 分钟，冷却至 50℃左右，加入无菌氯化血红素溶液和庆大霉素溶液，混匀后倾注于平板上。

二十一、梭杆菌选择培养基

梭杆菌选择培养基（FS 琼脂培养基）是以 BHI 琼脂培养基为基础，加入结晶紫、

新霉素和万古霉素作为抑制剂，选择性分离拟杆菌的培养基。FS 琼脂培养基的组成见附表 21。

附表 21　FS 琼脂培养基的组成

成　　分	含　　量
BHI 琼脂培养基	100 ml
FS 添加液	1 ml

　　FS 添加液的制取方法：35 mg 结晶紫溶于 40 ml 蒸馏水并加热煮沸灭菌，冷却至 50℃左右，加入 150 mg 硫酸新霉素、25 mg 万古霉素，混匀后于冰箱内保存。

　　FS 琼脂培养基的制取即将 BHI 琼脂培养基加热融化，待冷却至 55℃左右加入 FS 添加液，混匀后倾注于平板上备用。

二十二、结晶紫红霉素琼脂培养基

　　结晶紫红霉素琼脂培养基（CEVA 培养基）是口腔颊纤毛菌的有效分离培养基。颊纤毛菌可对红霉素、低浓度染料耐药，能在 CEVA 上生长，且能形成脑回状菌落，CEVA 培养基可作为颊纤毛菌的选择和鉴别培养基。CEVA 培养基的组成见附表 22。

附表 22　CEVA 培养基的组成

成　　分	含　　量
胰蛋白酶水解物	1.0 g
酵母提取物	0.5 g
色氨酸	0.02 g
氯化钠	0.5 g
葡萄糖	0.2 g
琼脂	1.8～2.0 g
5 g/L 结晶紫溶液	0.1 ml
加蒸馏水至	100 ml

　　上述成分充分混合并加热，经高温（121℃）高压灭菌 15 分钟，待冷却至 50℃左右加入 0.1 ml 红霉素溶液（4 g/L）和 5 ml 脱纤维蛋白动物血，混匀后倾注于平板上。

二十三、Kasai 培养基

　　Kasai 培养基也是颊纤毛菌的分离和鉴别培养基。颊纤毛菌在此培养基上也能形成典型的脑回状菌落。Kasai 培养基的组成见附表 23。

附表 23　Kasai 培养基的组成

成　　分	含　　量
胰蛋白胨	1.0 g

成 分	含 量
酵母提取物	0.2 g
氯化钠	0.5 g
可溶性淀粉	2.0 g
三水磷酸氢二钾	5.0 g
盐酸半胱氨酸	0.05 g
琼脂	1.8~2.0 g
加蒸馏水至	100 ml

上述成分充分混合并加热，经高温（121℃）高压灭菌 15 分钟后，倾注于平板上备用。

二十四、WFF 琼脂培养基

WFF 琼脂培养基可用于沃林菌属细菌的鉴别培养和富集生长。WFF 琼脂培养基的组成见附表24。

附表 24　WFF 琼脂培养基的组成

成 分	含 量
胰蛋白酶水解物	1.5 g
酵母提取物	0.5 g
丙酮酸钠	0.2 g
甲酸钠	0.15 g
琥珀酸钠	0.01 g
延胡索酸钠	0.015 g
氯化钠	0.5 g
琼脂	1.8~2.0 g
加蒸馏水至	100 ml

上述成分充分混合加热，经高温（121℃）高压灭菌 15 分钟，冷却至 50℃ 左右，加入 1 ml 氯化血红素溶液（500 mg/L），混匀后倾注于平板上。

二十五、伴放线菌嗜血菌选择培养基

伴放线菌嗜血菌选择培养基有两种，根据加入的抑菌剂的不同，可分为 TSBV 琼脂培养基和 TSMB 琼脂培养基。TSBV 琼脂培养基的组成和 TSMB 琼脂培养基的组成见附表 25-1、附表 25-2。

附表 25-1 TSBV 琼脂培养基的组成

成 分	含 量
TS 琼脂培养基	100 ml
马血清	10 ml
7.5 g/L 杆菌肽溶液	1 ml
0.5 g/L 万古霉素溶液	1 ml

将 TS 琼脂培养基加热并融化，冷却至 50℃ 左右，加入无菌马血清、杆菌肽溶液、万古霉素溶液，混匀后倾注于平板上。

附表 25-2 TSMB 琼脂培养基的组成

成 分	含 量
TS 琼脂培养基	100 ml
8 g/L 孔雀石绿溶液	0.1 ml
12.8 g/L 杆菌肽溶液	1 ml
脱纤维蛋白动物血	5 ml

将 TS 琼脂加热并融化，冷却至 50℃ 左右，加入无菌孔雀石绿溶液、杆菌肽溶液、脱纤维蛋白动物血，混匀后倾注于平板上。

二十六、克林霉素-硝酸盐琼脂培养基

克林霉素-硝酸盐琼脂培养基（CK 琼脂培养基）可选择性分离啮蚀艾肯菌。CK 琼脂培养基的组成见附表 26。

附表 26 CK 琼脂培养基的组成

成 分	含 量
BHI 琼脂培养基	100 ml
200 g/L 硝酸钾溶液	1 ml
50 mg/L 克林霉素溶液	1 ml
500 mg/L 氯化血红素溶液	1 ml

将 BHI 琼脂培养基加热融化后立即加入硝酸钾溶液和氯化血红素溶液混匀，冷却至 50℃ 左右，加入克林霉素溶液，混匀后倾注于平板上。

二十七、TPY 培养基

TPY 培养基可选择性分离双歧杆菌。TPY 培养基的组成见附表 27。

附表 27　TPY 培养基的组成

成　分	含　量
胰蛋白酶水解物	1.0 g
植物胨	0.5 g
酵母提取物	0.25 g
葡萄糖	0.5 g
盐酸半胱氨酸	0.05 g
聚山梨酯 80	0.1 g
K_2HPO_4	0.2 g
$MgCl_2$	0.05 g
$ZnSO_4$	0.025 g
$CaCl_2$	0.015 g
$FeCl_3$	微量
琼脂	1.8~2.0 g
加蒸馏水至	100 ml

上述成分混合加热溶解，经高温（121℃）高压灭菌 15 分钟后，冷却至 50℃左右，加入卡那霉素、新霉素和草履虫霉素，混匀后倾注于平板上。

二十八、改良双歧杆菌选择培养基

改良双歧杆菌选择培养基（BS 培养基）是目前大多数实验室选用的培养基，以新霉素、巴龙霉素作为抑制剂。BS 培养基的组成见附表 28。

附表 28　BS 培养基的组成

成　分	含　量
番茄汁	20 ml
蛋白胨	1.5 g
酵母浸膏	0.6 g
葡萄糖	2 g
可溶性淀粉	0.05 g
聚山梨酯 80	0.1 g
氯化钠	0.5 g
琼脂	1.8~2.0 g
加蒸馏水至	100 ml

上述成分混合加热溶解，经高温（115℃）高压灭菌 20 分钟后，冷却至 50℃左右，

加入 BS 添加液 5 ml，混匀后倾注于平板上。

二十九、PPS 琼脂培养基

PPS 琼脂培养基常用于从混合感染标本中选择性分离消化链球菌。PPS 琼脂培养基的组成见附表 29。

附表 29　PPS 琼脂培养基的组成

成　分	含　量
胰蛋白胨	1.0 g
酵母提取物	1.0 g
蔗糖	0.1 g
VPI 盐溶液	5 ml
盐酸半胱氨酸溶液	0.4 ml
七叶苷	0.1 g
琼脂	1.8~2.0 g
加蒸馏水至	100 ml

上述成分混合加热溶解，经高温（115℃）高压灭菌 15 分钟后，冷却至 50℃左右，加入 5 ml 马血清、2 ml A 液（叠氮钠 0.45％、谷氨酸钠 30％，100℃灭菌 20 分钟）、2 ml B 液（吖啶橙 0.01％、结晶紫 0.0065％、硫酸铵 1.65％，过滤灭菌），混匀后倾注于平板上。

三十、沙氏葡萄糖蛋白胨琼脂培养基

沙氏葡萄糖蛋白胨琼脂培养基（SA 培养基）是国际上培养真菌的标准培养基。SA 培养基中加入了抗生素类药物和抑制剂，可作为真菌的选择性培养基。SA 培养基的组成见附表 30。

附表 30　SA 培养基的组成

成　分	含　量
蛋白胨	1.0 g
葡萄糖	4.0 g
琼脂	1.8~2.0 g
加蒸馏水至	100 ml

将蛋白胨和琼脂加于 70 ml 蒸馏水中加热溶解，葡萄糖加于 30 ml 蒸馏水中溶解，混合两种溶液，混匀后趁热分装到 15 mm×150 mm 试管中，塞上棉塞后高温（115℃）高压灭菌 15 分钟，取出试管后立即摆成斜面，4℃保存。

三十一、Hayflick 培养基

Hayflick 培养基可选择性分离支原体，支原体在此培养基上形成煎蛋样菌落。

Hayflick 培养基的组成见附表 31。

附表 31　Hayflick 培养基的组成

成　分	含　量
牛心浸出液	100 ml
蛋白胨	1 g
氯化钠	0.5 g
琼脂	1.8～2.0 g

上述成分混合并加热，经高温（121℃）高压灭菌 15 分钟，待冷却至 80℃左右加入 5 ml 小牛血清或马血清、1 ml 鲜酵母浸出液（25％）、0.25 ml 醋酸铊（1％）、0.05 ml 青霉素钾盐溶液（1000 U/ml）以及 0.5 ml 葡萄糖溶液（20％），混匀后倾注于平板上。

三十二、PYG 液体培养基

蛋白胨-酵母提取物-葡萄糖液体培养基，简称 PYG 培养基，主要用于细菌代谢酸产物的分析，也可用于增菌。PYG 培养基的组成见附表 32。

附表 32　PYG 培养基的组成

成　分	含　量
胰蛋白胨	1.0 g
酵母提取物	1.0 g
葡萄糖	1.0 g
VPI 盐溶液	4 ml
加蒸馏水至	100 ml

上述成分充分混合加热溶解，经高温（121℃）高压灭菌 15 分钟后，放置于 4℃冰箱内保存。

三十三、Cary-Blair 转送培养基

Cary-Blair 转送培养基可用于厌氧菌培养标本的转送。Cary-Blair 转送培养基的组成见附表 33。

附表 33　Cary-Blair 转送培养基的组成

成　分	含　量
巯基乙醇酸钠	0.15 g
氯化钙溶液	0.9 ml
磷酸氢二钠	0.01 g

成　分	含　量
氯化钠	0.5 g
亚硫酸氢钠	0.01 g
琼脂	0.5 g
加蒸馏水至	100 ml

上述成分混合加热并溶解，加入 1 ml 盐酸半胱氨酸溶液（0.05%）和 0.25 ml 刃天青溶液（0.1%），混匀后分装在螺旋管中，采用流动蒸汽间歇灭菌。

三十四、SHI 培养基

SHI 培养基用于培养 TM7。SHI 培养基的组成见附表 34。

附表 34　SHI 培养基的组成

成　分	含　量
蛋白胨（proteose peptone）	10 g
胰蛋白酶解酪蛋白（trypticase peptone）	5 g
酵母提取物（yeast extract）	5 g
KCl	2.5 g
蔗糖（sucrose）	5 g
氯化血红素（hemin）	5 mg
维生素 K（vitamin K）	1 mg
尿素（urea）	0.06 g
精氨酸（arginine）	0.174 g
黏蛋白（mucin，type Ⅲ，porcine gastric）	2.5 g
羊血（sheep blood）	5%
N-乙酰胞壁酸（NAM）	10 mg
加蒸馏水至	1000 ml

注意：精氨酸不能高温。

三十五、Chemically Defined Medium（CDM）

CDM 用于培养变异链球菌。

（1）6 ×CDM（3.33 L）：

1.2 L water；

0.1 g MnSO$_4$（H$_2$O）；

0.2 g β-丙氨酸（beta alanine）；

2 g NaCl；

添加磷酸甲溶液（磷酸钾溶液的组成如附表 35－1）。

附表 35－1　磷酸钾溶液的组成

成　分	含　量
water	1 L
KH_2PO_4，MW＝136.1	54.17 g
K_2HPO_4（H_2O）$_3$，MW＝228.23	350.72 g

2.19 g 色氨酸（tryptophan）；

41.8 g 氨基酸（amino acids）（Sigma ♯A－2427），酸水解酪蛋白（acid hydrolyzed casein）；

0.206 g 维生素混合物（维生素混合物的组成见附表 35－2）；

附表 35－2　维生素混合物的组成

成　分	含　量
生物素（biotin）	0.05 g
庚二酸（pimelic acid）	0.05 g
维生素 B_{12}（vitamin B_{12}）	0.05 g
泛酸钙（calcium pantothenate）	0.5 g
叶酸（folic acid）	0.5 g
烟酰胺（nicotinamide）	0.5 g
烟酸（nicotinic acid，niacin）	0.5 g
盐酸吡哆醛（pyridoxal hydrochloride）	0.5 g
双盐酸吡哆胺（pyridoxamine dihydrochloride）	0.5 g
盐酸吡哆醇（pyridoxine hydrochloride）	0.5 g
对氨基苯甲酸（para-amino benzoic acid，PABA）	0.5 g
核黄素（riboflavin）	0.5 g
盐酸硫胺素（thiamine hydrochloride）	0.5 g
将该混合物密封储存于无霜冰箱	

添加嘌呤和嘧啶溶液（附表 35－3、附表 35－4）；

附表 35－3　嘌呤和嘧啶溶液的组成

成　分	含　量
嘌呤和嘧啶混合物（附表 35－4）	1.4 g
0.5 mol/L KOH	80 ml

附表 35-4 嘌呤和嘧啶混合物的组成

成 分	含 量
腺嘌呤 (adenine)	5 g
胞嘧啶 (cytosine)	5 g
鸟嘌呤 (guanine)	5 g
次黄嘌呤 (hypoxanthine)	5 g
胸腺嘧啶 (thymine)	5 g
尿嘧啶 (uracil)	5 g
黄嘌呤 (xanthine)	5 g
室温保存	

200 g 葡萄糖 (glucose);

40 g HEPES buffer;

20 g $NaHCO_3$;

pH 值调为 7.25；加水至 3.33 L，滤纸过滤或 0.45 μm 滤器过滤更佳，储存于 4 ℃。

(2) 5/6×autoclaved diluent (13.3 L):

13.33 L water;

11.2 g $MgSO_4$ $(H_2O)_7$。

(3) For the large final volume of CDM (16 L):

2.67 L 6×CDM;

8 g 半胱氨酸 (cysteine);

13.3 L 5/6×autoclaved diluent;

通过 0.45 μm 孔径滤纸将上述溶液过滤除菌。

三十六、Biofilm medium

Biofilm medium (BM 培养基) 用于口腔链球菌生物膜的培养，其组成见附表 36-1~附表 36-4。

附表 36-1 BM 的组成 (1L)

成 分	含 量
K_2HPO_4	10 g
KH_2PO_4	2 g
$(NH_4)_2SO_4$	1.3 g
NaCl	2 g

成　分	含　量
$MnCl_2 \cdot 4H_2O$	0.02 g
$FeSO_4 \cdot 7H_2O$	0.001 g
酪蛋白氨基酸（casamino acids）	2 g

上述成分充分混合加热溶解，高温（121℃）高压灭菌20分钟后，放置室温保存。

附表36—2　100×氨基酸贮存液的组成（100 mL）

成　分	含　量
左旋谷氨酸（$L-$glutamic acid）	5 g
盐酸精氨酸（$L-$arginine hydrochloride）	2 g
盐酸半胱氨酸（$L-$cysteine hydrochloride）	2 g
左旋色氨酸（$L-$tryptophan）	0.2 g

上述成分充分混合溶解，0.22 μm 滤器过滤，锡箔纸包裹（该组分对光敏感）保存于4℃，有效期4周。

附表36—3　100×维生素贮存液的组成（100 mL）

成　分	含　量
盐酸吡哆醇（pyridoxine hydrochloride）	240 mg
烟酸（nicotinic acid）	46 mg
泛酸（pantothenic acid）	24 mg
核黄素（riboflavin）	4 mg
盐酸硫胺素（thiamine hydrochloride）	1 mg
$D-$生物素（$D-$biotin）	0.12 mg

上述成分充分混合溶解，0.22 μm 滤器过滤，锡箔纸包裹（该组分对光敏感）保存于4℃。

附表36—4　最终的BM培养基配方（1 L）

成　分	含　量
Base medium	950 mL
$MgSO_4 \cdot 7H_2O$ (0.1 g/mL stock)	5 mL
$CaCl_2 \cdot 2H_2O$ (0.03 g/mL stock)	5 mL
100×维生素贮存液	10 mL
100×氨基酸贮存液	10 mL

成 分	含 量
1mol/L 葡萄糖（glucose）或 0.5mol/L 蔗糖（sucrose）	20 mL

将上述组分充分混合，pH 值调至 7.0，并且用 0.22 μm 滤器过滤后立即使用，或者锡箔纸包裹存于 4℃冰箱，有效期 1 周。

参考文献：

[1] LEMOS J A，ABRANCHES J，KOO H，et al. Protocols to study the physiology of oral biofilms [J]. Methods Mol. Biol.，2010（666）：87—102.

[2] EDLUND A，YANG Y，HALL AP，et al. An *in vitro* biofilm model system maintaining a highly reproducible species and metabolic diversity approaching that of the human oral microbiome [J]. Microbiome，2013（1）：25.

[3] TIAN Y，HE X，TORRALBA M，et al. Using DGGE profiling to develop a novel culture medium suitable for oral microbial communities [J]. Mol. Oral Microbiol，2010（25）：357—367.

[4] WAN A K L，SEOW W K，WALSH L J，et al. Comparison of five selective media for the growth and enumeration of *Streptococcus mutans* [J]. Aust. Dent. J.，2002（47）：21—26.

[5] TATSUMI H，MURAKAMI S，TSUJI RF，et al. Cloning and expression in yeast of a cDNA clone encoding *Aspergillus oryzae* neutral protease Ⅱ，a unique metalloprotease [J]. Mol. Gen. Genet，1991，288（1-2）：97—103.

附录二　口腔微生物的保存

口腔微生物的保存是口腔微生物学研究一项重要的基础工作。性状稳定的菌种是开展微生物工作最基本的要求，因此在进行微生物学的基础研究、应用研究以及病原微生物致病性研究时，必须使用正确保存方法保存的菌种。各种微生物由于遗传特性不同，适合采用的保存方法也不一样。一种良好、有效的保存方法，首先应能保持原菌种的优良性状长期不变，同时还需要考虑方法的通用性、操作的简便性和设备的普及性。

一、菌种保存的目的

菌种保存最重要的意义就在于尽可能保持菌种原有性状和活力的稳定，确保菌种不死亡、不变异、不被污染，以满足便于研究、交换和使用等诸方面的需要。

二、菌种保存的原则

（1）应该挑选典型菌种中优良纯种的活体来进行保存。

（2）应人为创造适宜的环境条件（如干燥、低温和缺氧），使微生物长期处于代谢不活泼、生长繁殖受抑制的休眠状态，从而使微生物能够长期稳定地保存下来。

（3）尽可能多地采用不同的手段保存一些比较重要的微生物菌株。

（4）保存的菌种应该是无变异、无污染的细菌细胞，即菌株的表现型和遗传特性应保持不变。

（5）菌种保存的基本措施是低温、真空、干燥。

三、菌种保存的注意事项

（1）严格的无菌操作。用以保存的菌种应为纯培养物，所以在收集细菌细胞时必须涂片、染色和镜检，不纯的培养物应弃去。此外，在保存时应注意防止操作过程中的污染。

（2）用于保存的微生物在生长前必须处于生长良好的状态。应选择幼龄或生长良好（对数生长期）的培养物保存；切忌反复传代，防止细菌发生退化及变异。

（3）对不同的微生物，应按其要求选择适宜的保存方法。不同的微生物其保存的温度不同。用斜面或穿刺方法培养的保存菌种及冻干菌种宜保存于4℃冰箱中；庖肉培养基中的菌种多在室温保存，亦可放置在普通冰箱中。但对大多数冷冻菌种以−80℃及−110℃保存为宜，可保存5年左右。

四、菌种的保存方法

菌种保存就是对活体微生物群体进行有效的保存，使菌体不死、不衰、不变，以便于研究和应用。目前的保存方法有 20 多种，可分为 4 大类：传代培养保存法、石蜡油覆盖保存法、冷冻保存法（液氮冷冻保存和低温冷冻保存）和冷冻干燥保存法。原理主要是运用干燥、低温和隔绝空气的手段，降低微生物菌株的新陈代谢速度，使菌体处于半永久性休眠状态，从而达到保存目的。

微生物保存的方法很多，而对于口腔微生物而言，前两种方法多用于菌种的短期保存，后两种方法则多用于菌种的长期保存。

1. 传代培养保存法

传代培养保存法亦称定期移植法，包括斜面培养、穿刺培养、液体培养等。传代培养保存法是将菌种接种在适宜的斜面培养基上，待菌种生长完全后，放置于 4℃冰箱中保存，每隔一定时间（保存期）再转接至新的斜面培养基上，待细菌生长后继续保存。如使用庖肉培养基、半固体培养基穿刺，琼脂斜面（表面可视细菌的要求加入无菌液体石蜡以隔绝空气）培养，可将传代培养物放置在室温或冰箱中保存。

传代培养保存法适用于各大类菌种的短期保存。此法的主要保存措施是低温，一般可保存 1~6 个月。

传代培养保存法的优点是简便易行，容易推广，存活率高，可随时接种、复苏和保存菌种。经冷冻或干燥处理易死亡的微生物必须依靠传代培养来保存菌种。缺点是菌株仍有一定程度的代谢活动能力，保存期短，传代次数多，若保存时间过久，因温度及湿度不当等容易造成菌种变异。反复传代也是菌种变异和污染的重要原因。此外，该法要求定期传代移种，所以费时费力，成本较高，并且占用空间也较多。

传代培养保存的注意事项：传代培养保存时，培养基的浓度不宜过高，营养成分不宜过于丰富，尤其是碳水化合物的浓度应在可能的范围内尽量降低。培养温度通常以稍低于最适生长温度为好。

2. 石蜡油覆盖保存法

石蜡油覆盖保存法亦称矿物油保藏法，是定期移植保藏法的辅助方法。此法是在无菌条件下，将灭菌并已蒸发掉水分的液体石蜡倒入培养成熟的菌种斜面或半固体穿刺培养物上，石蜡油层高出斜面顶端 1 cm，使培养物与空气隔绝，加胶塞并用固体石蜡封口后，垂直放在室温或 4℃冰箱中保存。该法作为短期保存法可适当地延长菌种的保存时间。

石蜡油覆盖保存法广泛适用于各大类微生物菌种的中期保存，不适用于保存某些能分解烃类的菌种。此法的主要保存措施是低温、阻氧，一般可保存 1~2 年。

石蜡油覆盖保存法的优点是简单，不需要经常传代培养，使用比较方便，同时，也是一种防止杂菌污染的有效方法。缺点是对人员操作水平有一定要求，且菌种易退化、污染。该法主要用于酵母菌、放线菌等微生物的保存。在庖肉培养基表面加盖液体石蜡，还可用以短期保存有芽胞和无芽胞的厌氧菌。

3. 冷冻保存法

冷冻保存法是目前国内外最常用的菌种保存方法，可用以保存所有的口腔细菌。其优点是操作简便，既可短期亦可长期保存菌种，影响菌种变异的因素较少。

(1) 冰箱冻结法。

冰箱冻结法是将菌种置于−20℃或−80℃冰箱中进行冷冻以减缓细胞生理活动的一种保存方法。它以 10%～15% 的甘油作为保护剂，与菌悬液（细胞、孢子或芽胞悬液）混合，置于冷冻管中，在−20℃或−80℃冰箱中保存。

冰箱冻结法使用方便，保存时间较长（2～5 年）。缺点是对设备要求高（−20℃或−80℃冰箱），运输不方便。

冰箱冻结法适用于很多口腔菌种的保存，如需氧的奈瑟菌、龋齿罗氏菌，兼性厌氧的变异链球菌、血链球菌、粘性放线菌，厌氧的拟杆菌、梭杆菌等。

保存方法：收集生长良好的琼脂表面菌落混悬于无菌保护剂，如脱脂牛奶、甘油、脱纤维蛋白羊血或兔血、加葡萄糖的血清等中，分装于无菌安瓿瓶或带盖离心管中（每管约 0.5 ml），立即放置于低温冰箱（−20℃或−80℃）中保存。大多数微生物在−20℃左右保存数周或数月不会死亡，−80℃左右可保存菌种达 5 年。无低温冰箱的单位，可放置于普通冰箱的冷冻室中保存。菌种需长期保存时，贮存温度越低越好。

(2) 液氮超低温保存法。

液氮超低温保存法简称液氮保存法或液氮法。它是以甘油、二甲基亚砜等作为保护剂，在液氮超低温（−196℃）下保存的方法。其主要原理是菌种细胞从常温过渡到低温，并在降到超低温之前，细胞内的自由水通过细胞膜外渗出来，以免膜内自由水凝结成冰晶而使细胞损伤。

液氮超低温保存法的优点是保存时间长（一般可达 15 年以上），保存效果好，菌种不易退化。缺点是对设备要求高（程控降温仪、液氮罐），对人员操作水平要求高，保存成本高。

液氮超低温保存法因温度极低（−196℃），保存菌种的效果十分理想，不仅适用于大多数口腔菌种的保存，如需氧的奈瑟菌、龋齿罗氏菌，兼性厌氧的变异链球菌、血链球菌、粘性放线菌，厌氧的拟杆菌、梭杆菌等，还适用于其他微生物，如病毒、真菌、螺旋体、酵母菌、原虫、立克次体以及噬菌体的保存。

保存方法：①分装于安瓿瓶：使用尽量浓厚的菌体悬浮于含有适当防冻剂（保存霉菌不用防冻剂）的灭菌溶液中，将 0.2～1 ml 的这种溶液分装于安瓿瓶中，或在装有分散剂的安瓿瓶中直接接种，或将菌丝体琼脂块直接悬浮于分散剂中；②熔封安瓿瓶，若直接贮存于气相液氮中（−170～−150℃），则不需熔封；③检查安瓿瓶是否熔封良好：在 4℃下，将熔封安瓿瓶在适当的色素溶液中浸泡 2～30 分钟后，观察有无色素进入安瓿瓶；④缓慢冷却：将熔封安瓿瓶置于小罐中，然后用液氮以约 1℃/min 的速度冷却至−25℃左右，也可在−25～−20℃的冰箱内缓慢冷却 30～60 分钟；⑤速冷：浸入液氮中快速冷却至−196℃。

（3）冷冻干燥保存法。

冷冻干燥保存法又称冷冻真空干燥保存法，简称冻干法，是最常使用的长期保存微生物菌种的经典方法。它通常是用保护剂制备拟保存菌种的细胞悬液或孢子悬液，经预冻后在真空条件下使水分升华，再经真空封存后保存。

冷冻干燥保存法的优点是保存、运输方便，保存时间长（5～10 年）。缺点是对设备要求高（真空冷冻干燥机、多歧管），对人员操作水平要求高；冷冻干燥过程中对菌体有损伤，需恢复培养。

冷冻干燥保存法适用于大多数细菌，但螺旋体、颊纤毛菌的保存使用冷冻干燥法往往不成功。

保存方法：①安瓿瓶的准备；②冻干样品制备：在最适宜的培养条件下将细胞培养至幼龄或对数生长期，进行纯度检查后与作为保护剂的 12％无菌的脱脂牛奶混匀，后无菌分装于干热灭菌的菌种管中，每管 0.2～0.5 ml；③预冻：分装完成后将安瓿瓶立刻放入−40～−35℃冰箱中预冻 1 小时，使菌液完全冻结，将加有保护剂的细菌悬液和牛乳置于−80℃冰箱内迅速冷冻（通常 5～7 分钟即冻凝），冷冻时间以 48 小时左右为宜；④真空干燥：在冷冻状态下将冷冻的细菌悬液真空干燥 10～20 小时，直至完全干燥脱离管壁（乳白色半球状菌种不再附着于管壁）；⑤在真空状态下熔封菌种管，并抽样检查菌种管的真空度（高频真空测定器）；⑥编号、登记，置于 4℃冰箱内保存。

4．其他保存法

（1）甘油悬液保存法。

此法是将菌种悬浮在甘油蒸馏水中，置于低温下保存。本法较简便，但需置备低温冰箱。保存温度若采用−20℃，保存期为半年至 1 年，而采用−70℃，保存期可达 10 年。

保存方法：将拟保存菌种对数生长期的培养液直接与经 121℃高压蒸汽灭菌 20 分钟的 50％的甘油混合，体积比为 1∶1，再分装于小离心管中，置−70～−20℃低温冰箱中保存。短期内使用者可放在 4℃冰箱的冷冻室中。复苏菌种时，只需用巴氏吸管或微量稀释器吸取少许培养物于培养基中即可。该法极为简便，可多次取用。

（2）沙土管保存法。

沙土管保存法是载体保藏法的一种。它是一种常用的长期保存菌种的方法，适用于产孢子的微生物及形成芽胞的细菌，对于一些对干燥敏感的细菌及酵母则不适用。该法兼具低温、干燥、隔氧和无营养物等条件，故保存期较长、效果较好，且微生物移接方便，经济简便。保存期为 1～10 年。

该法是将砂与土分别洗净、烘干、过筛，按一定比例分装于小试管中，砂土的高度约 1 cm，121℃高压蒸汽灭菌 1～1.5 小时，间歇灭菌 3 次，50℃烘干后备用。将培养好的微生物细胞或孢子用无菌蒸馏水制成悬浮液，注入灭菌的沙土管中混合均匀，或直接将成熟孢子刮下接种于灭菌的沙土管中，使微生物细胞或孢子吸附在沙土载体上，而后将管中水分抽干后熔封管口或置干燥器中于 4～6℃或室温保存。

附录三　口腔微生物宏基因组研究临床标本收集标准及处理流程

一、口腔微生物宏基因组研究临床标本收集标准

本标准参考 NIH 已公布的 HMP 相关实验标准：Human Microbiome Project-Core Microbiome Sampling Protocol A（HMP Protocol Number：HMP-07-001）。

1. 纳入人群

（1）正常人群。

①纳入对象：前期纳入人群为 18~40 岁，后期可考虑纳入不同年龄段特殊人群。

②排除标准Ⅰ（一般指征）：

体质指数（BMI）≥35 或≤18；

重要生命体征（Vital signs）超出可接受正常范围，如血压>160/100mmHg，口腔温度>37.8℃（100°F），脉搏>100 次/分；

近六个月内曾经使用：全身使用抗生素（静脉、肌注、口服），可的松类激素（肌注，口服，鼻腔喷雾或吸入），可刺激机体免疫系统的细胞因子（如白介素等）；甲氨蝶呤等免疫抑制剂；大剂量使用益生菌（每日摄入量>10^8 CFU）；

近 7 天内使用局部抗生素；

有急性病者需疾病康复后再考虑纳入；

临床需要长期用药治疗的慢性病，如肺、心血管、胃肠道、肝脏和肾脏的慢性功能性疾病；

肿瘤；

近几个月进食很不规律；

HIV、HBV 和 HCV 阳性；

孕期及哺乳期妇女。

③排除标准Ⅱ（口腔指征）：

口干症；

深度达 4 mm 的牙周袋（轻度龈炎患者可以纳入）；

>10％牙龈探诊出血阳性；

口内有明显的未治疗的龋齿和口腔脓肿；

口腔癌前病变或口腔癌；

口腔真菌感染；

口臭；

牙缺失＞8 颗。

（2）口腔疾病人群。

①纳入对象：可根据具体课题需要选择疾病人群，如婴幼儿早发龋及成人龋病患者，龋活跃或无龋双胞胎，老年根面龋患者，猛性（放射性）龋患者，牙髓根尖周病患者，慢性牙周炎患者，进展型牙周炎及重症破坏性牙周炎患者，走马疳（advanced noma lesions）患者，急性坏死溃疡性牙周炎（ANUG）患者，HIV 相关性牙周炎患者，HIV 患者急性坏死溃疡性牙周炎或口臭患者等。

②排除标准：详见排除标准Ⅰ（一般指征）。

2. 标本采集

标本采集前的注意事项如下：

（1）取样前 6 个月应避免全身使用抗生素（静脉，肌注，口服），可的松类激素（肌注，口服，鼻腔喷雾或吸入），可刺激机体免疫系统的细胞因子（如白介素等），甲氨蝶呤等免疫抑制剂，大剂量使用益生菌（每日摄入量＞10^8 CFU）。

（2）取样前 7 天应避免口腔局部抗菌剂的使用（如抗菌性漱口液和抗菌牙膏）。

（3）取样前 12 小时应避免饮食、刷牙及使用牙线（为富集菌斑可考虑 24 小时不刷牙或不使用牙线）。

二、口腔微生物宏基因组研究临床标本处理流程

1. 临床取样原则（最低伤害原则）

（1）取样过程中造成的患者局部短暂干燥少于 5 分钟。
（2）牙龈取样部位造成的疼痛降到最低。

2. 标本采集部位及方法

（1）采集部位。
唾液、软组织以及硬组织（龈上菌斑和龈下菌斑）。
（2）取样方法。
①唾液：非刺激性唾液，直接用加样枪从受试者口底采集，采集 5 ml。
②软组织：使用无菌棉签（Catch-All™ Sample Collection Swabs）在舌背、硬腭、颊黏膜、附着龈、腭扁桃体、喉部采集。
③龈上菌斑及龈下菌斑：使用 Gracey 刮器从至少 4 颗磨牙上进行采集。

3. 标本收集后的标注

标本收集后使用以下标注方法（附表 36）：

标本编号：ID＃（例：01DBA0001）

取样次数：第一次/第二次（请正确圈注）

取样时间：××/××/××（日/月/年）

取样部位：TONG

附表 36　标本收集及标注方法

标本	缩写	容器	溶液
唾液	SAL	50 ml Falcon 管	无
舌背	TONG	2 ml MoBio 管	750 μl MoBio 缓冲液
硬腭	HPAL	2 ml MoBio 管	750 μl MoBio 缓冲液
颊黏膜（左右）	BUCC	2 ml MoBio 管	750 μl MoBio 缓冲液
附着龈	GING	2 ml MoBio 管	750 μl MoBio 缓冲液
腭扁桃体	PTON	2 ml MoBio 管	750 μl MoBio 缓冲液
喉	THRO	2 ml MoBio 管	750 μl MoBio 缓冲液
龈上菌斑（集合）	SUPRA	2 ml MoBio 管	750 μl MoBio 缓冲液
龈下菌斑（集合）	SUB	2 ml MoBio 管	750 μl MoBio 缓冲液

4. 标本收集后的转送

装有临床标本的 MoBio 管置于带拉链的塑料袋中。所有临床标本均使用装有冰的小冰盒在 4 小时内运送至实验室。

5. 标本收集后的处理

唾液标本收集后的处理如下：

①预处理：5000 r/min 离心 10 分钟，沉淀标本中的残渣及真核细胞，取上清液。12000 r/min 离心 5 分钟，弃上清液，收集细菌沉淀用于提取 DNA。优点：通过梯度离心可在一定程度上避免宿主基因组的干扰。

②将装有唾液的 Falcon 管在室温下 5000 r/min 离心 15 分钟，若分离效果不佳，可再离心 20 分钟。

③使用 1 ml 移液器将上清液转移至两个装有 750 μl 裂解缓冲液（lysis buffer）的 2 ml MoBio 管中。

④进行 Barcode 标记后保存于 -80℃以待提取 DNA。